魔法の寝落ちヨガ

寝る前10分

1日の疲れがスッキリとれて、ぐっすり眠れる

B-life

小学館

はじめに

はじめまして。YouTubeチャンネル「B-life」のトモヤです。妻のマリコがインストラクターとしてヨガやフィットネスのレッスンを行い、僕がそれを撮影、編集しています。おかげさまでB-lifeは、2020年9月にチャンネル登録者数100万人を突破いたしました！ いつも応援してくださっている視聴者の皆さまのお陰と心より感謝しております。

2020年2月、フィリピンで撮影をしていた僕たちは、新型コロナウイルスの影響でリゾート地からどんどん観光客が減っていくのを目の当たりにしました。帰国して1カ月後には緊急事態宣言が出され、世界中がパニックに。多くの人が家に閉じこもり、ストレスや不安を抱えている中、僕たちに何かできることはないかと思い、YouTubeでのライブ配信をスタートすることにしました。

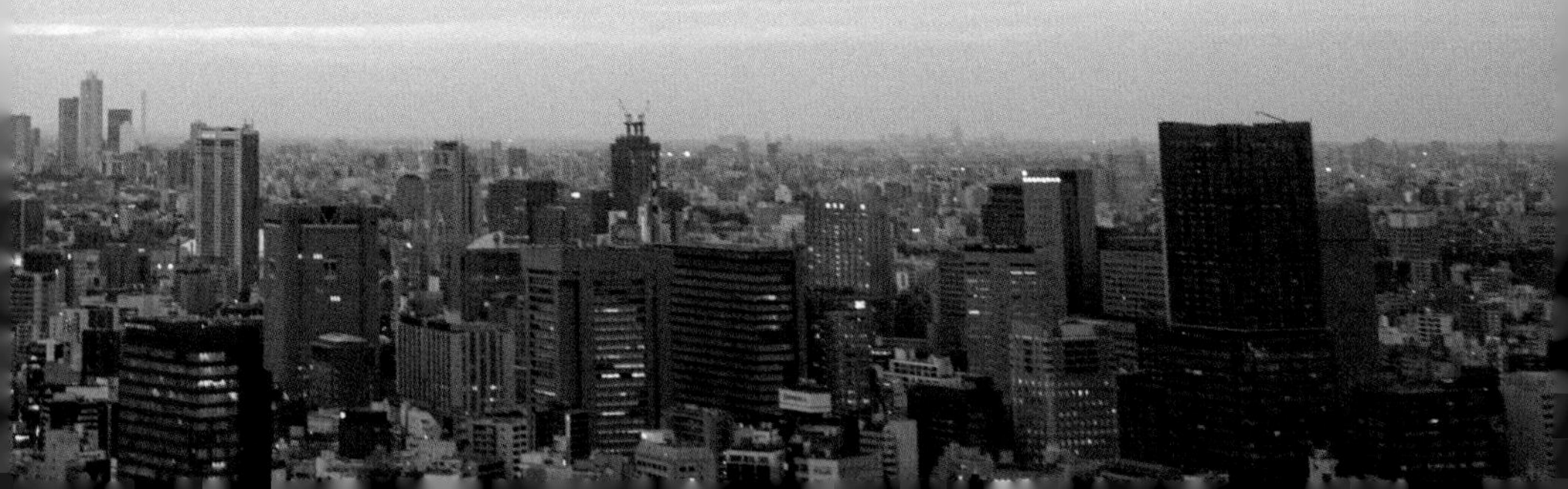

ステイホームの影響から運動不足解消やストレス発散を目的として、当初は週に2~3回のペースでライブレッスンを続けてきました。ライブレッスンでもとりわけ人気だったのが「夜のリラックスヨガ」。コロナ禍の不安からか、リラックスや安眠、疲労回復などのご要望をたくさんいただくようになりました。ライブレッスンを行うと、気持ちがよくて、途中で寝落ちする人が続出します。

そこで今回、皆さまの疲労やストレスを取り除き、ここちよくぐっすり眠っていただくためのノウハウをもっとくわしくお伝えしたいと思い、『魔法の寝落ちヨガ』を出版することにいたしました。この本では、ヨガのポーズはもちろん、YouTubeではなかなかご紹介できないマリコの夜のリラックス習慣をたっぷりとご紹介していきます。皆さまのご参考にしていただけるとうれしいです。

B-life TOMOYA

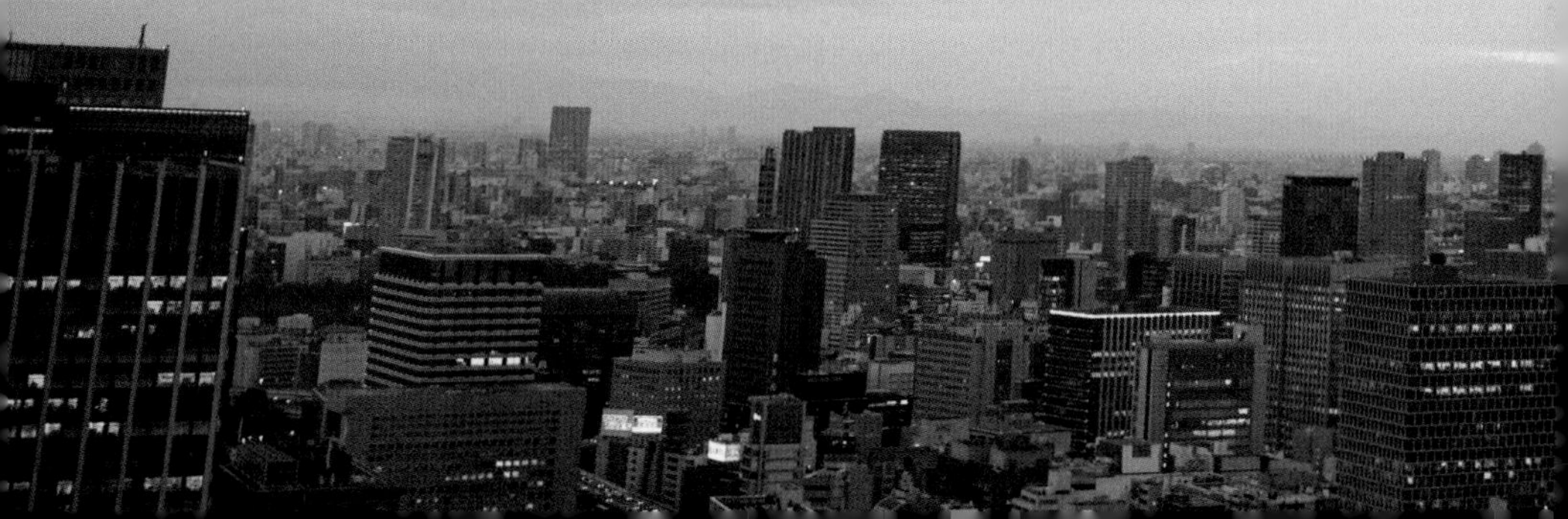

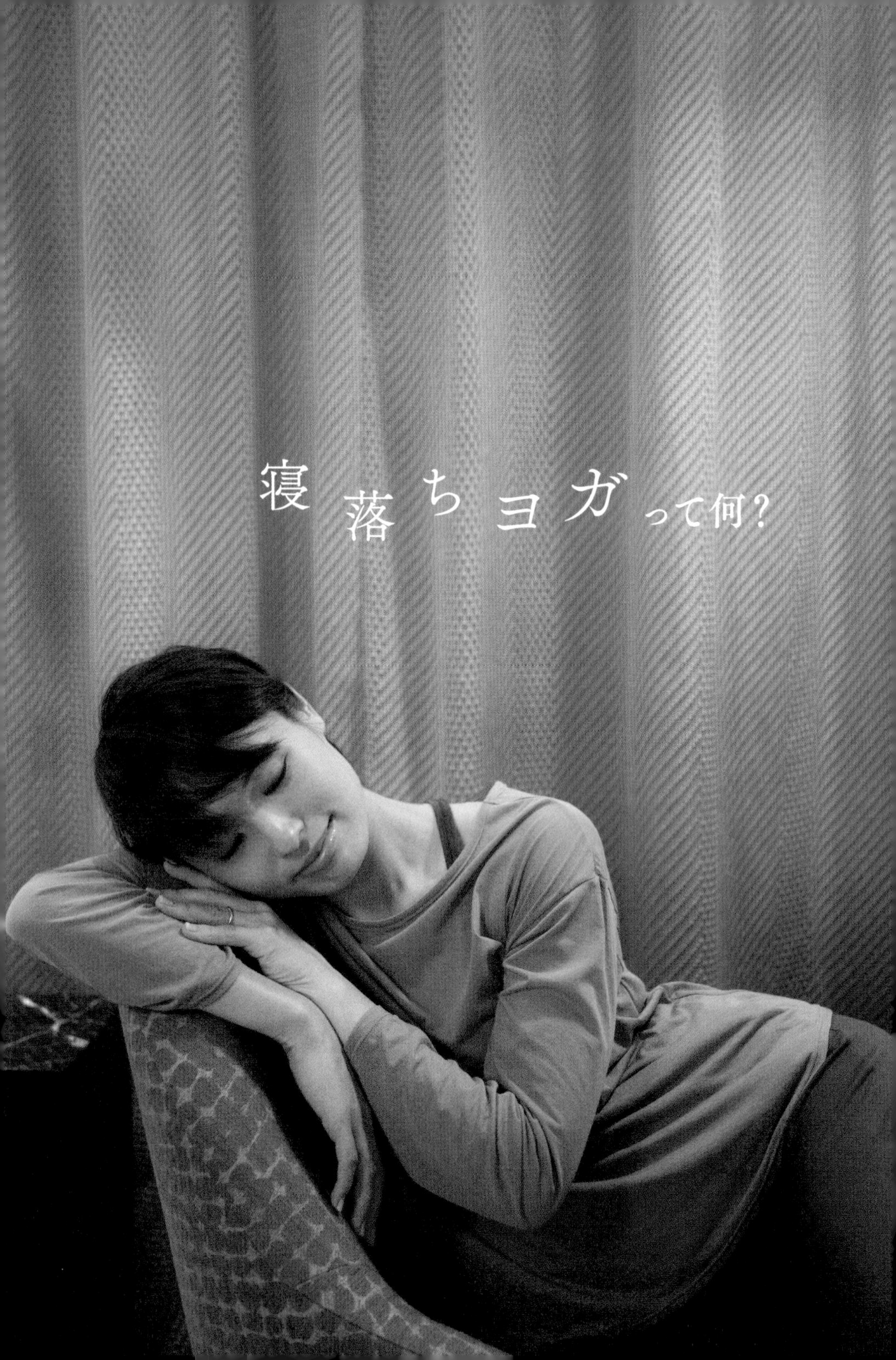
寝落ちヨガって何？

「B-life」インストラクターのマリコです。この本では私、マリコが「寝落ちヨガ」と、自分自身が夜リラックスするために行っている毎日の習慣をご紹介していきます。

ヨガには、ゆったりしたものから激しいものまで、さまざまあります。「寝落ちヨガ」は、ゆったりしたヨガのひとつです。

不安や悩みを抱えていたり、体が疲れすぎていたりしていると、ベッドに入って、さあ寝ようと思っても、体と脳がフル回転して、うまく寝られません。特に最近はコロナ禍で心身ともに緊張状態が続き、ぐっすり眠れない人が多いようです。

そこで寝る前の10分、ゆったりとした呼吸とともに、この寝落ちヨガを行いましょう。体の力が抜けて緊張状態から解き放たれます。私たちの体をコントロールする自律神経が、活動すると優位に働く「交感神経」から、休むと優位に働く「副交感神経」にうまく切り替わり、だんだんと眠くなります。そのタイミングを逃さず、眠くなったら、そのまま寝落ちしてもOK。自然に眠れるので、眠りの質も高まります。そう、寝落ちヨガは、たった10分で、ぐっすり眠りにつくことのできるヨガなのです。

寝落ちヨガですから、おふろから上がり、パジャマに着替えて、あとは寝るだけという状態で行います。照明を落とし、ゆったりとした音楽をかけたり、好きな香りのアロマをたいたりして、自分にとってここちよい空間をつくりましょう。ほとんどが寝たままできるポーズです。ベッドや布団の上で行い、眠くなったら、そのまま寝ましょう。ヨガマットは不要です。

本書でご紹介する寝落ちヨガは、大きく3つのテーマに分かれています。

◎疲労回復ヨガ
◎ストレス解消ヨガ
◎安眠ヨガ

・疲労回復ヨガは、足の疲れやむくみ、腰痛、肩こりなど、全身の疲れをとるポーズが、まんべんなく含まれています。
・ストレス解消ヨガは、胸を開いて呼吸を深めるポーズが中心。呼吸が深まれば、心のモヤモヤやイライラが解消します。
・安眠ヨガは、自分の内側に意識を向けるポーズがメインです。

心身のリラックス効果を高め、副交感神経を優位にします。

一つのテーマにつき6ポーズありますが、6ポーズすべてを行ってもいいですし、このうち2〜3ポーズだけでもOK。もちろん各テーマから1ポーズずつというやり方もよいでしょう。

どれもやさしいポーズなので、体がかたい人やヨガ初心者でも無理なくできます。すべてのポーズが動画と連動していますが、私と同じポーズをとる必要はありません。難しければ、角度や位置を調整しましょう。腰痛やひざ痛など痛いところがあれば、そこは避けて可能な範囲で行いましょう。

一つのポーズにかける時間は1分ほどでもOKです。なるべく呼吸を感じながら、ゆったりと行います。呼吸を意識しすぎると、むせることもあるので、ここちよく呼吸しながら行い、慣れてきたら深めるとよいでしょう。

呼吸は鼻から吸って鼻から吐く腹式呼吸が、ヨガの基本です。口から吐いた方が力を抜きやすいなら、口から吐いてもかまいません。吐く呼吸は副交感神経を優位にさせるので、吐く呼吸をなるべく長くしましょう。そうすると、次の呼吸も入ってきやすくなります。

心にモヤモヤしたものがあるときは、ため息のように「ハーッ」「フーッ」と大きく息を吐いてもリラックスできます。

実際に、この寝落ちヨガを試した人からは「寝つきがよくなった」「自然に眠れます」と言われます。睡眠障害で悩んでいた人からは「薬を飲まずに眠れるようになりました」という声も。寝落ちヨガを習慣にすることで、体を自然な状態にもっていけるのは理想的ですよね。

この寝落ちヨガは、できれば毎晩、寝る前の習慣にしましょう。1日1ポーズでも実践すると、それが習慣になります。習慣にすると「疲れがたまっている」「体がだるい」「気分が晴れない」といった自分の心身の不調がわかりやすくなりますので、とにかく続けてほしいですね。

なかなか長続きしない人は、あれもこれも絶対にやろうと頑張りすぎているのかもしれません。「今日は肩がこっているから、このポーズ一つだけやって寝ようかな」と、ゆるくかまえて無理のない気持ちいい範囲でやることが長続きの秘訣《ひけつ》だと思います。

寝落ちヨガで、その日の疲れをとってぐっすり眠れば、翌日はまた本来の自分の力を発揮できます。

さっそく今夜から、ゆる〜くトライしてみましょう！

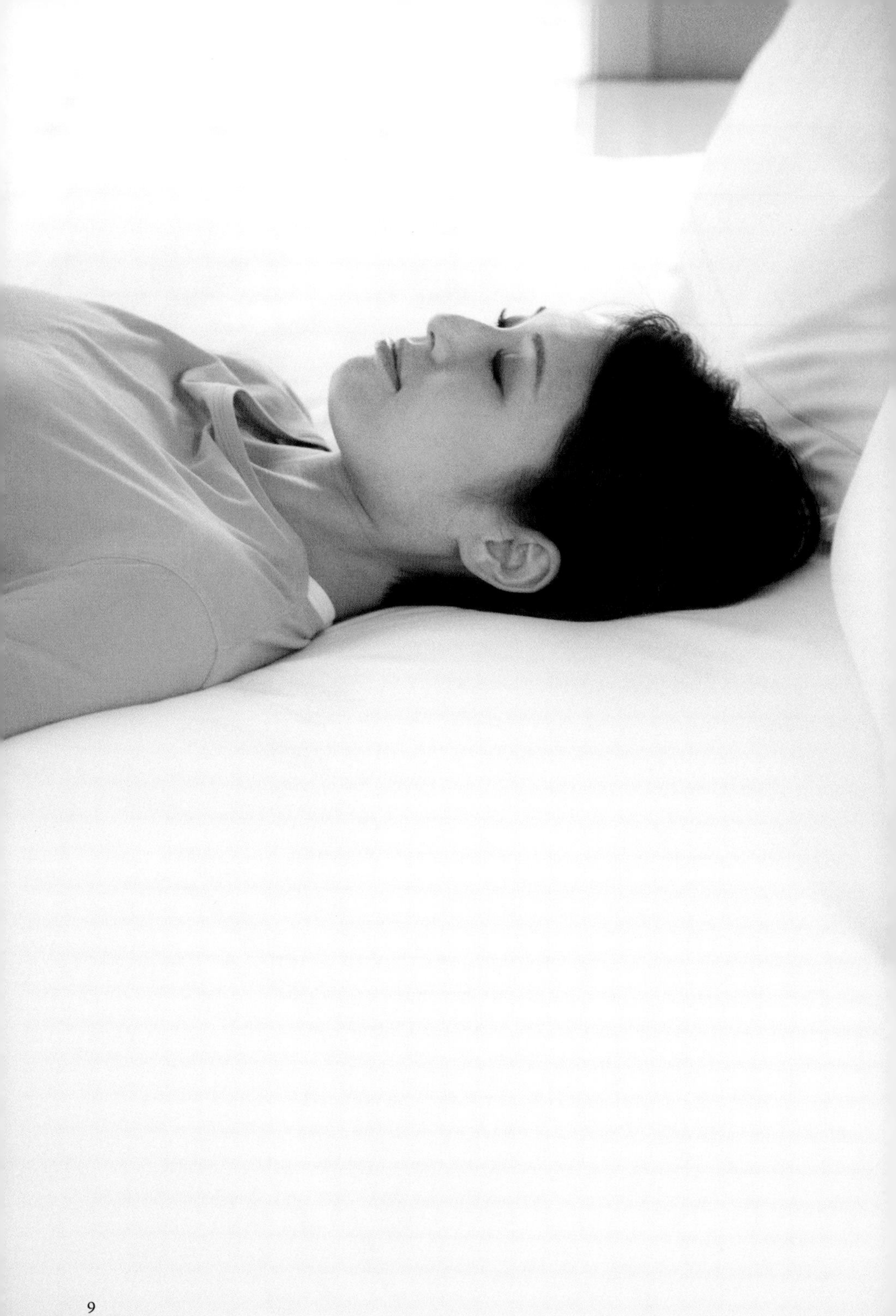

寝る前10分

魔法の寝落ちヨガ

CONTENTS

PART 1

今日1日頑張った自分の体に感謝する

疲労回復ヨガ

PART 2

今日のモヤモヤは今日のうちにとる

ストレス解消ヨガ

PART 3

心も体もホロホロにほぐれて夢の世界へ

安眠ヨガ

PART 3　心も体もホロホロにほぐれて夢の世界へ　安眠ヨガ

PART 4

1日の最後は静かに自分と向き合う

明日の自分を励ます言葉

※ページ内のQRコードは2020年12月現在のものです。
予告なく変更・終了する場合があります。また読み取り機種によっては見ることができない場合があります。

あらかじめご了承いただき、お問い合わせはご遠慮ください。

PART 1

今日1日頑張った自分の体に感謝する

疲労回復ヨガ

動画でCHECK!

20〜25ページ、
30〜35ページのポーズは
動画で見られます。
〔疲労回復ヨガ〕♯414／23分

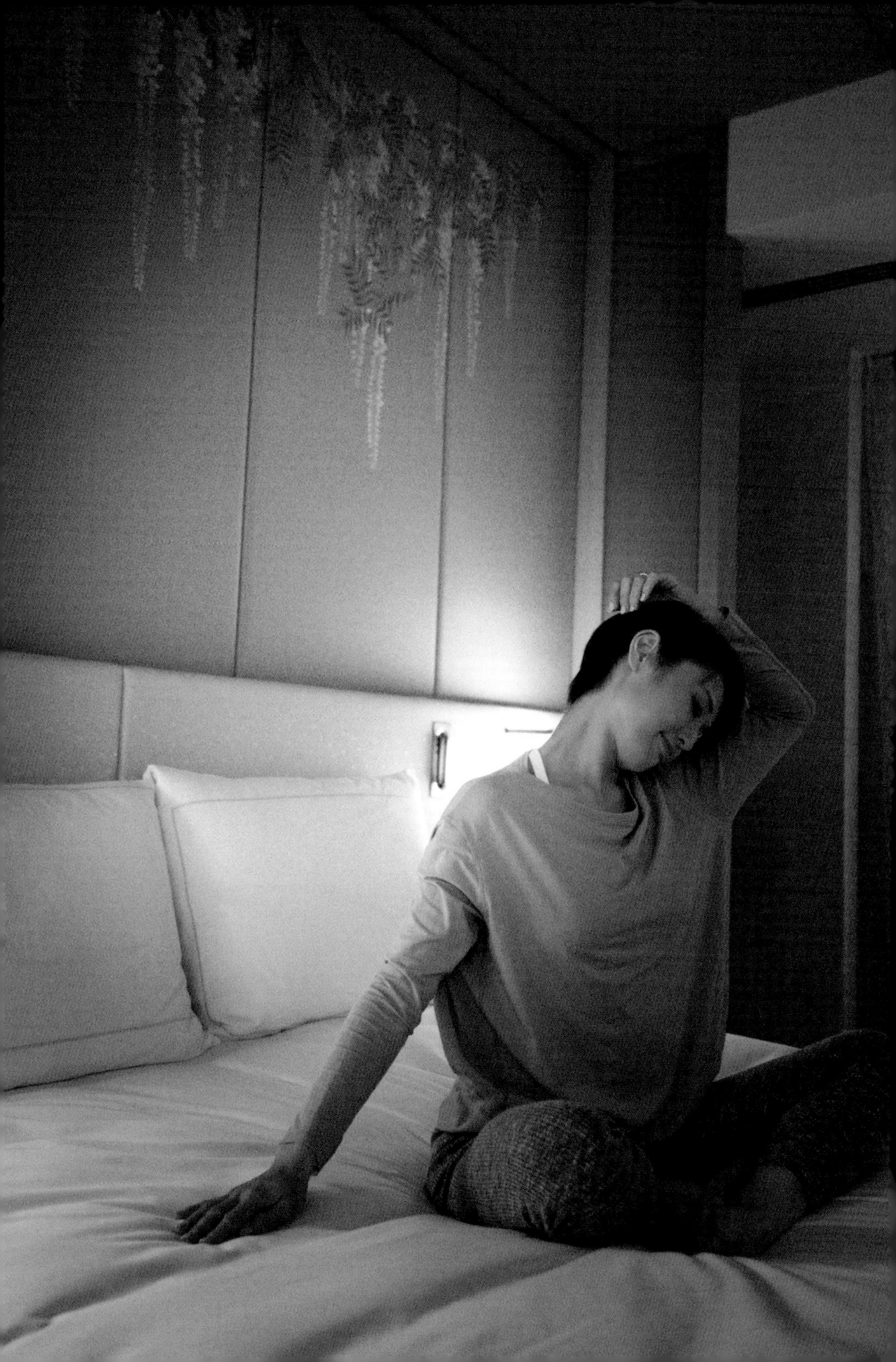

体と心の疲れをとる

introduction

私は朝起きるとヨガやピラティスで体を動かし、家族と朝食をとって娘を保育園に送ったあとは、レッスンや動画の撮影をしたり、取材に対応したりといった仕事のほかにも、ピラティスのクラスを受けたり、美容院やネイルサロンに行ったり、ランニングしたり……、とにかく夕方まで動き回っています。

こうして1日じゅう活動していると、夕方になると足がむくんだり、腰や肩がこったり、体のあちこちに疲れを感じます。立ち仕事の人は、夕方になると足がパンパンになる、デスクワークの人は肩や腰がバリバリという人も多いでしょうね。

この章では、今日1日頑張って動いてくれた自分の体をいたわるために、足の疲れやむくみを解消したり、腰や肩のまわりの筋肉をほぐしたりして、全身の疲れをとるポーズをご紹介します。体だけでなく心に向き合い、気持ちを落ち着かせるポーズもあります。

具体的にご紹介しましょう。まず足の疲れやむくみを解消するのが足の裏を伸ばす「レッグストレッチ」（P32）です。股関節まわりをほぐし、骨盤内の血流を促進したり、鼠《そ》径《けい》リンパ節を刺激したりするのが「亀のポーズ」（P20）、「スリーピングスワン」（P24）、「ハッピーベイビー」（P34）です。股関節まわりがやわらかくなると、腰痛の改善や予防にもつながります。頭の位置を下げる「亀のポーズ」は、心を鎮める作用もあります。肩こりには手を上げて胸を開く「扇のポーズ」（P22）、「オープンウィング」（P30）がおすすめ。呼吸機能が高まり、自然と気持ちも前向きになります。

体はすべてつながっているので、まんべんなく行うのが理想的ですが、すごく疲れていて全部はやりたくない、でも肩こりだけは何とかしたい、というときは肩こりに効果的なポーズだけチョイスするのもありです。

股関節をやわらかくほぐす

亀のポーズ

◎股関節の柔軟性を高める
◎骨盤のゆがみ調整
◎腰痛の改善と予防
◎鎮静作用

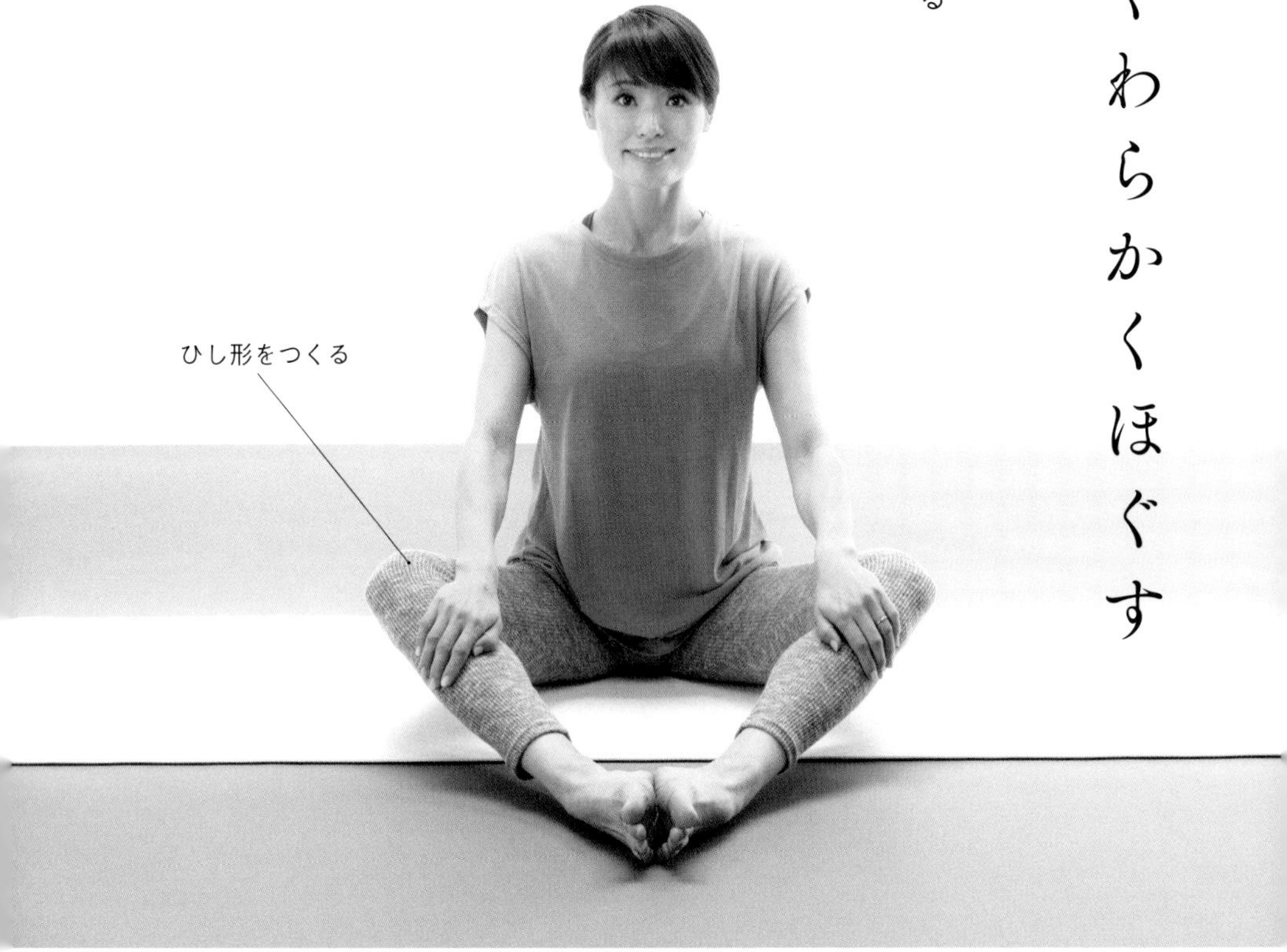

1 両方の足の裏を合わせて、股関節を開いていく。両足は、ひし形をつくるように前に出す。

股関節をほぐし、骨盤内の血行を促すので、
生理痛の緩和やホルモンバランスの調整など婦人科系の不調に効果が期待できます。
下を向くポーズで、副交感神経は優位に。

腰と背中の力をだらんと抜く

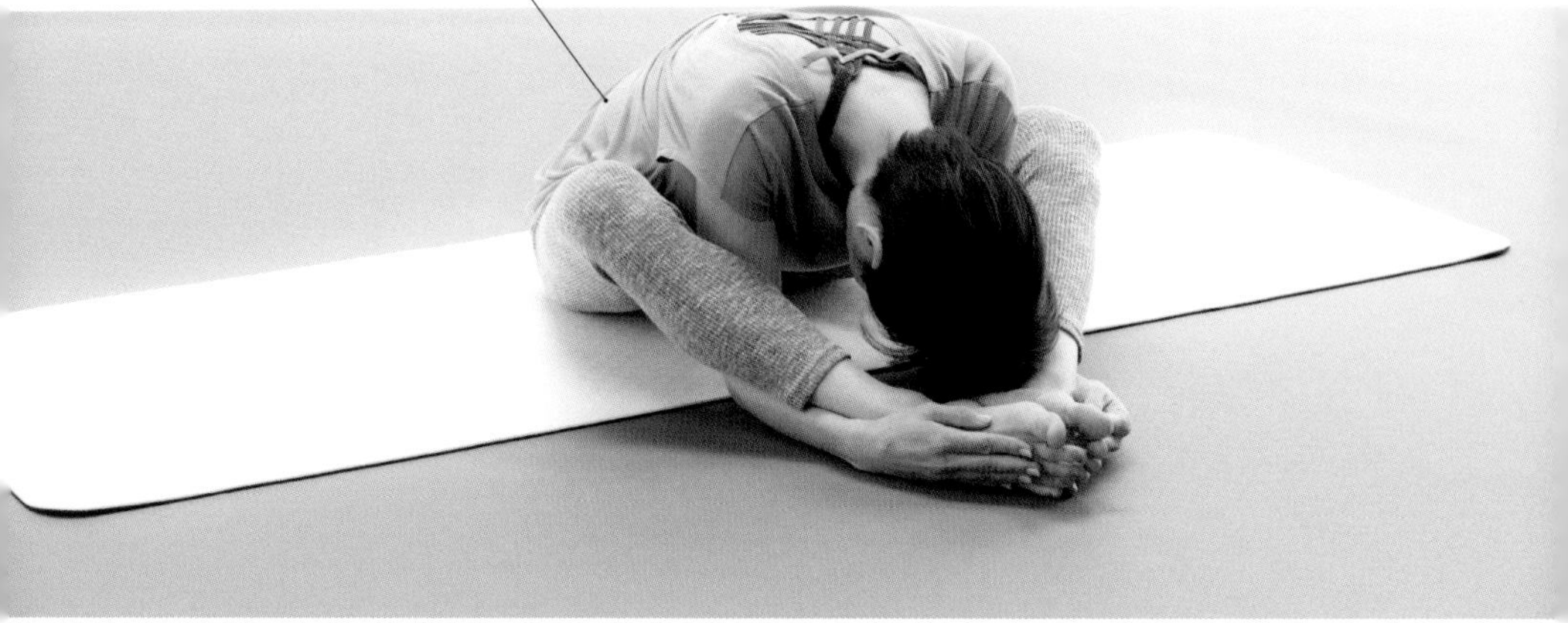

2 両手をふくらはぎの後ろから通し、
外から足を包みこむ。息を吸って
背骨を伸ばし吐きながら前屈。

わきを伸ばして呼吸

扇のポーズ

◎呼吸機能を高める
◎肩こり解消
◎自律神経をととのえる
◎内臓機能を高める
◎腰痛の改善

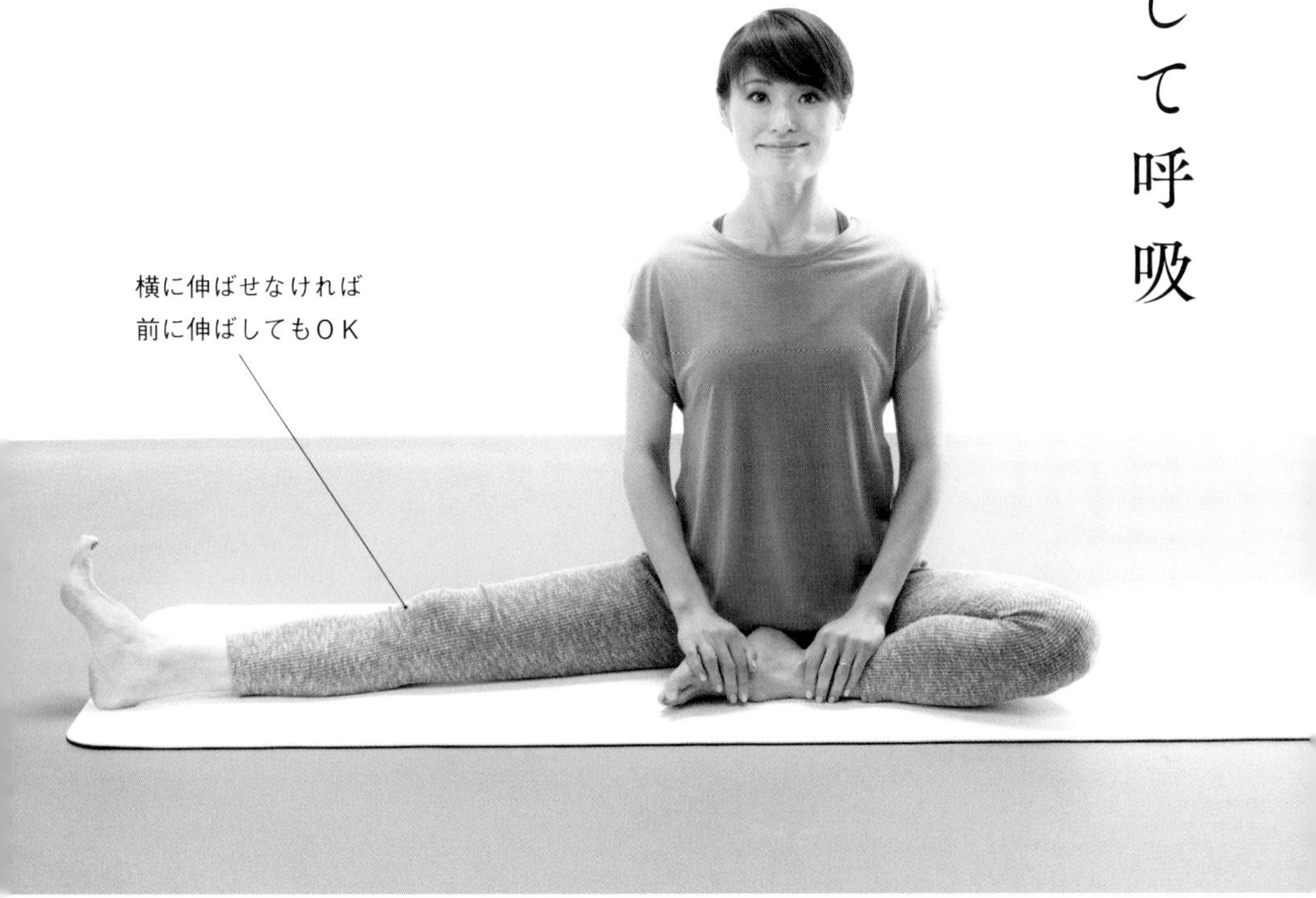

横に伸ばせなければ
前に伸ばしてもOK

1 片足を曲げて、かかとを体の中心に引き寄せる。もう片方の足は横に伸ばせる範囲で伸ばす。

ふだん下げている手を持ち上げることで、
体側の筋肉が伸びて、呼吸が深まります。
全身に酸素が行き渡り、脳も体もスッキリ。
肩こり解消や姿勢改善にも役立ちます。

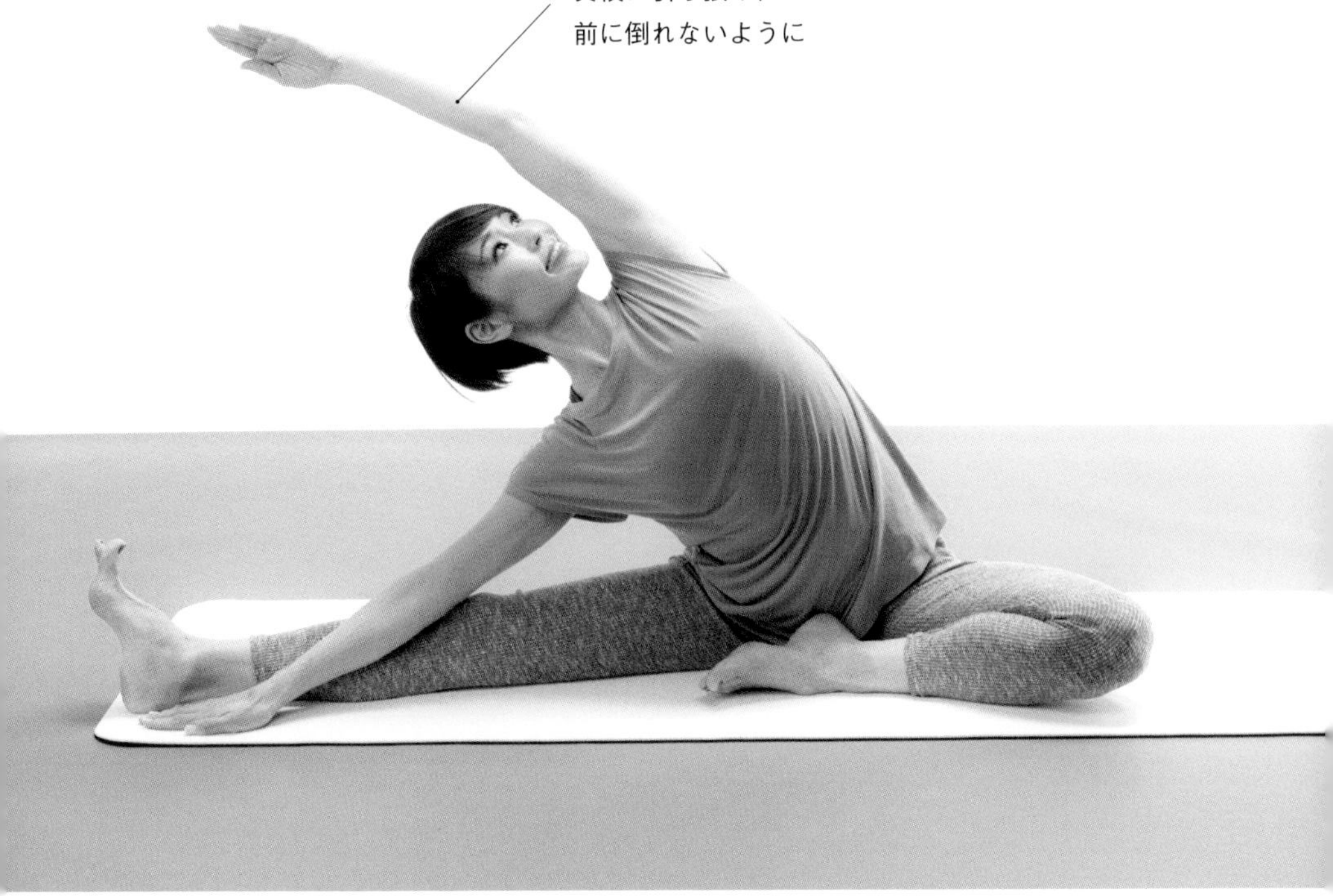

真横に引っ張り、
前に倒れないように

2 息を吸いながら手を上げて、息を吐きながら伸ばしている足の方へ上体を真横に傾ける。目線は手に向ける。左右行う。

下半身の血行を促進

スリーピングスワン

◎股関節の柔軟性を高める
◎骨盤のゆがみ調整
◎足の冷えやむくみを解消
◎腰痛緩和

1

片方の足を前で曲げて体の中心に引き寄せ、もう片方の足は後ろに長く伸ばす。

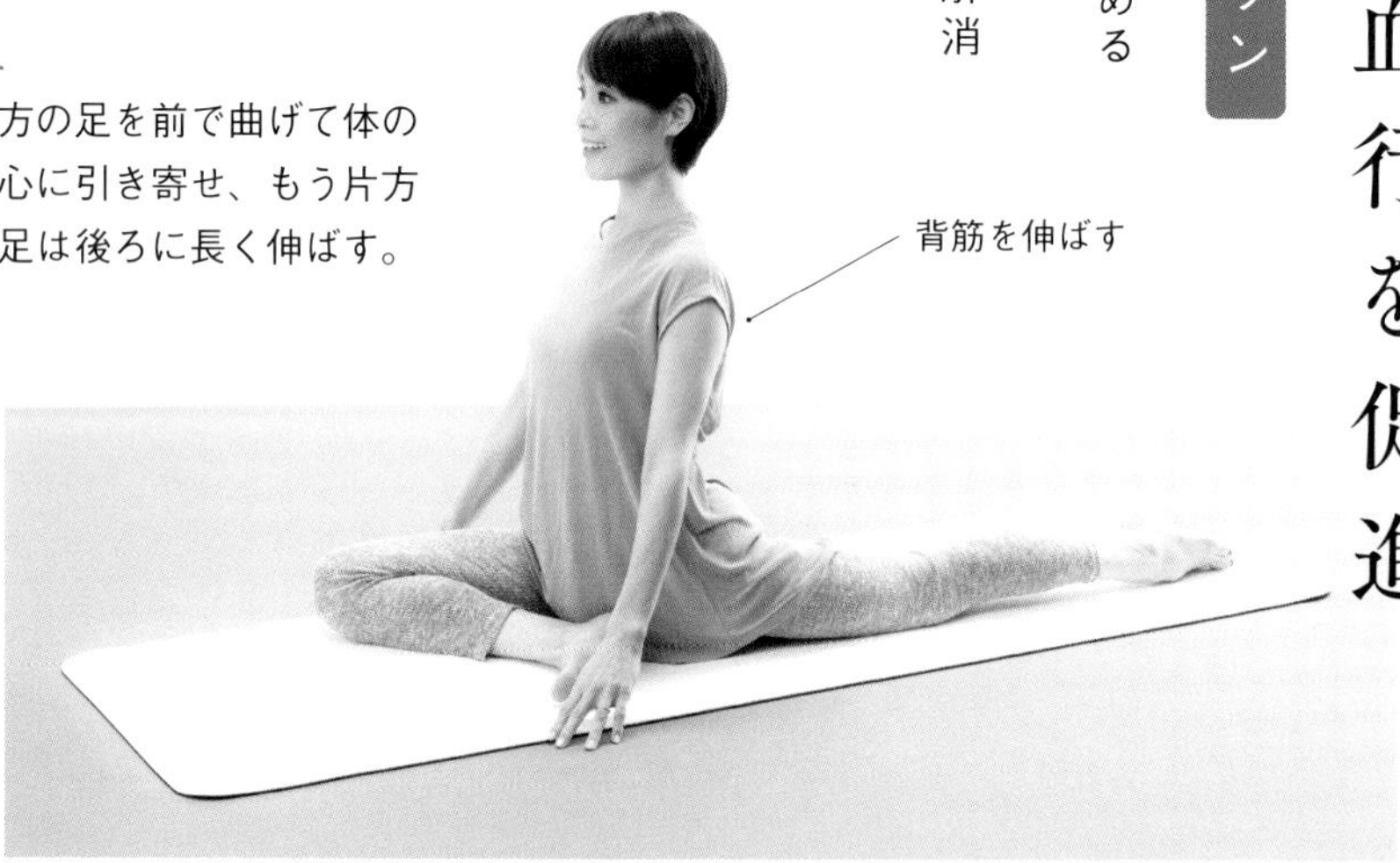

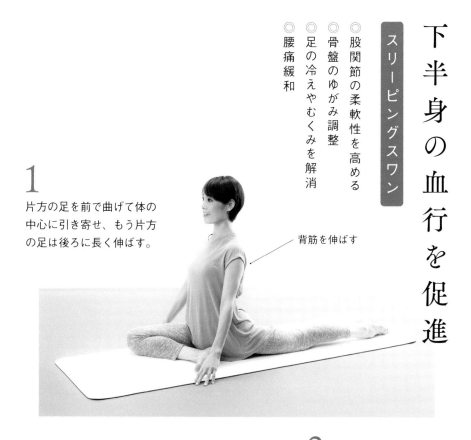

2

そのまま上体を前に倒す。前に伏せたまま、ゆっくりと呼吸をする。反対側も行う。

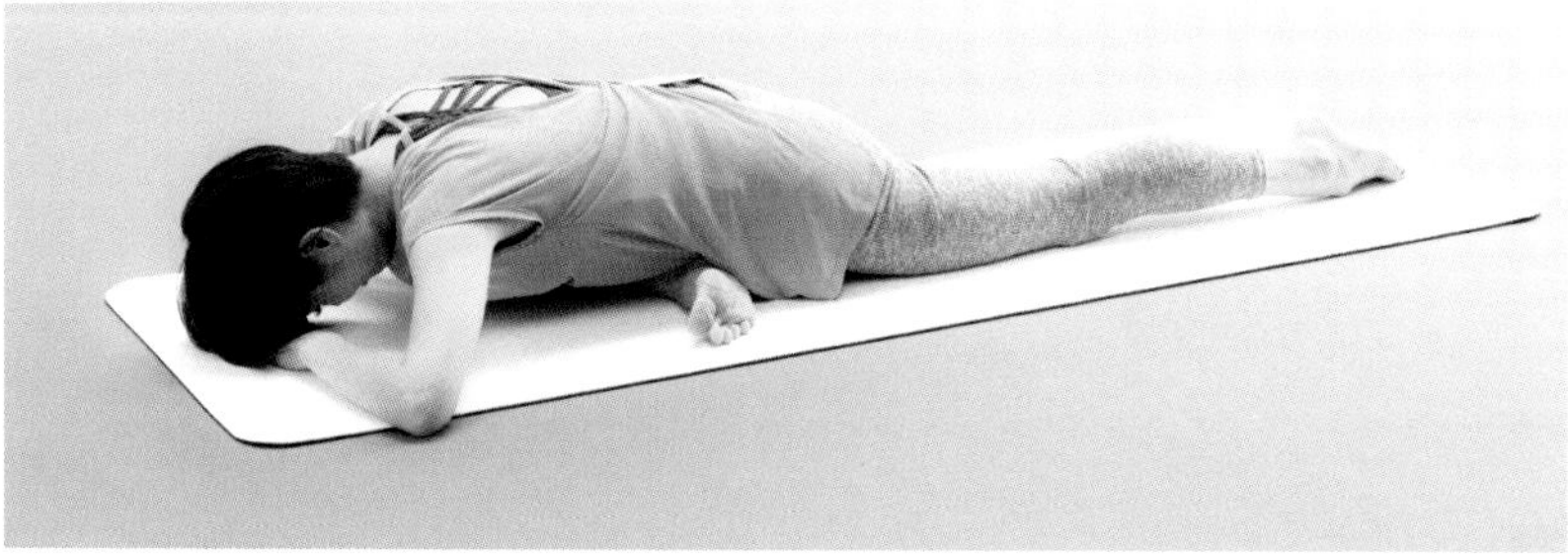

意外にこるおしりの筋肉をほぐして、股関節の柔軟性を高めます。
骨盤内の血行が促進され、生理痛の緩和に。
鼠径リンパ節が刺激されるので、足の冷えや疲れ、むくみ改善なども。

EASY

1

きつい人は、後ろ足のひざを横に曲げた横座りの状態でもＯＫ。背筋はまっすぐに保つ。

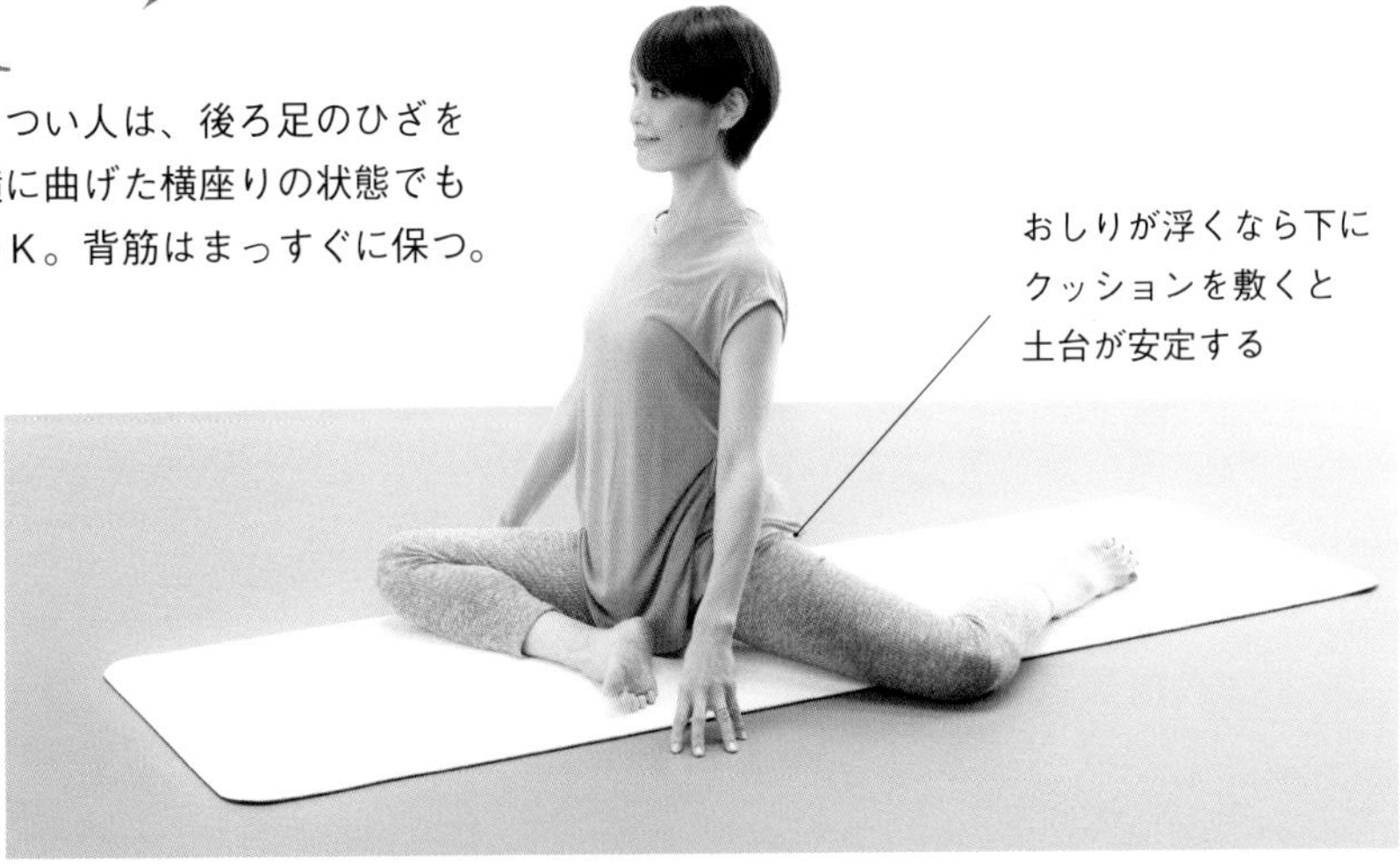
おしりが浮くなら下にクッションを敷くと土台が安定する

2

手を前について、上体を倒す。自分の柔軟性に合わせて、できる範囲で倒せばＯＫ。

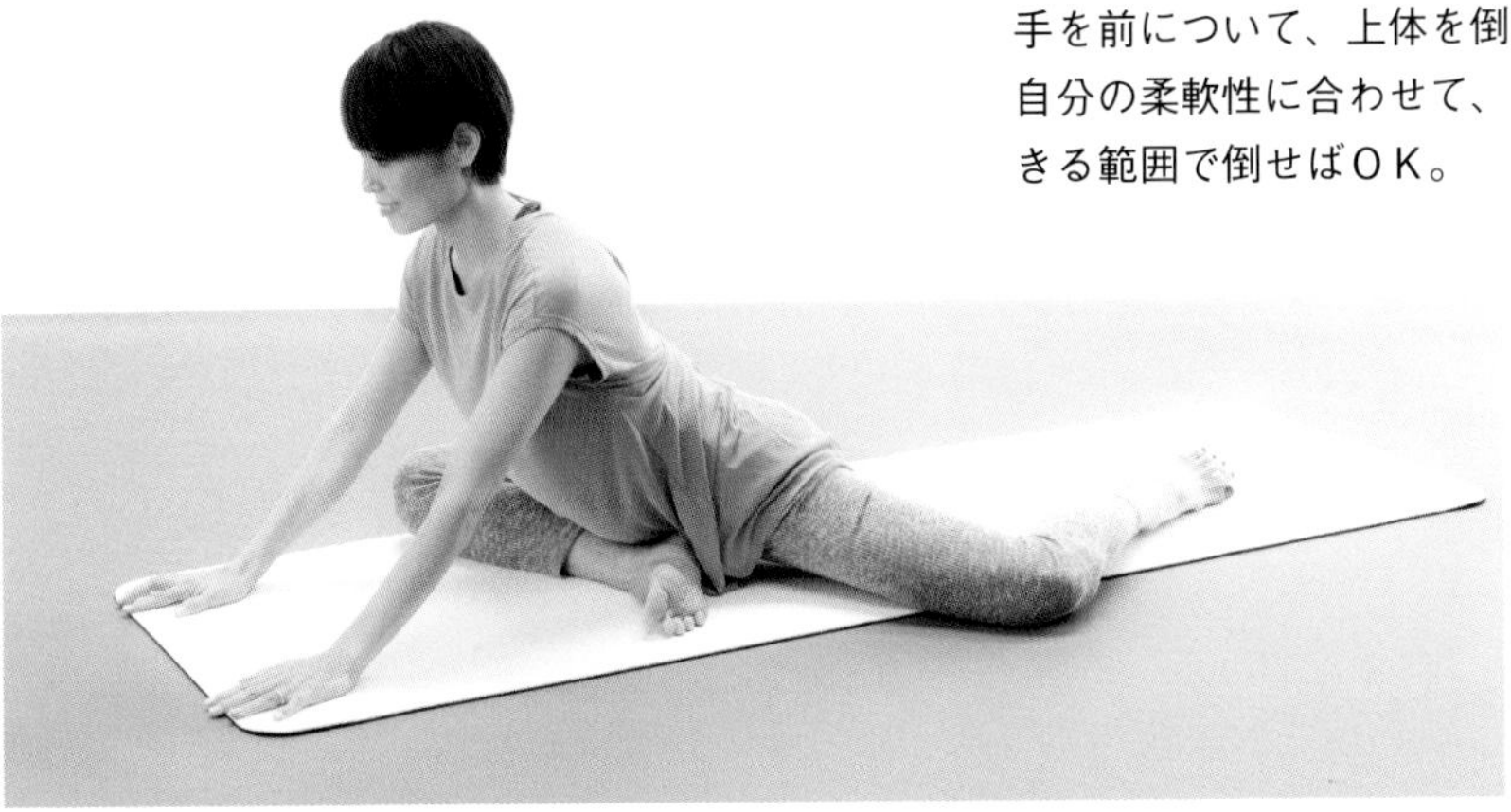

Mariko流疲労回復法①

意識的に呼吸する

ふだんの生活の中で、イライラや緊張、ストレスは誰にでも起こります。

特に最近はコロナ禍の影響で、知らず知らずのうちにストレスがたまっているのに、うまく力を抜けていない人が増えているようです。かくいう私も、仕事や子育てで思い通りにいかず、ストレスがたまることはしょっちゅうです。

そんなときは短時間でも呼吸に意識を向けると、リラックスできます。呼吸する姿勢は、イスに座っても、ベッドや床に横になっても、何でもOK。目を閉じて、息を吸ったり、吐

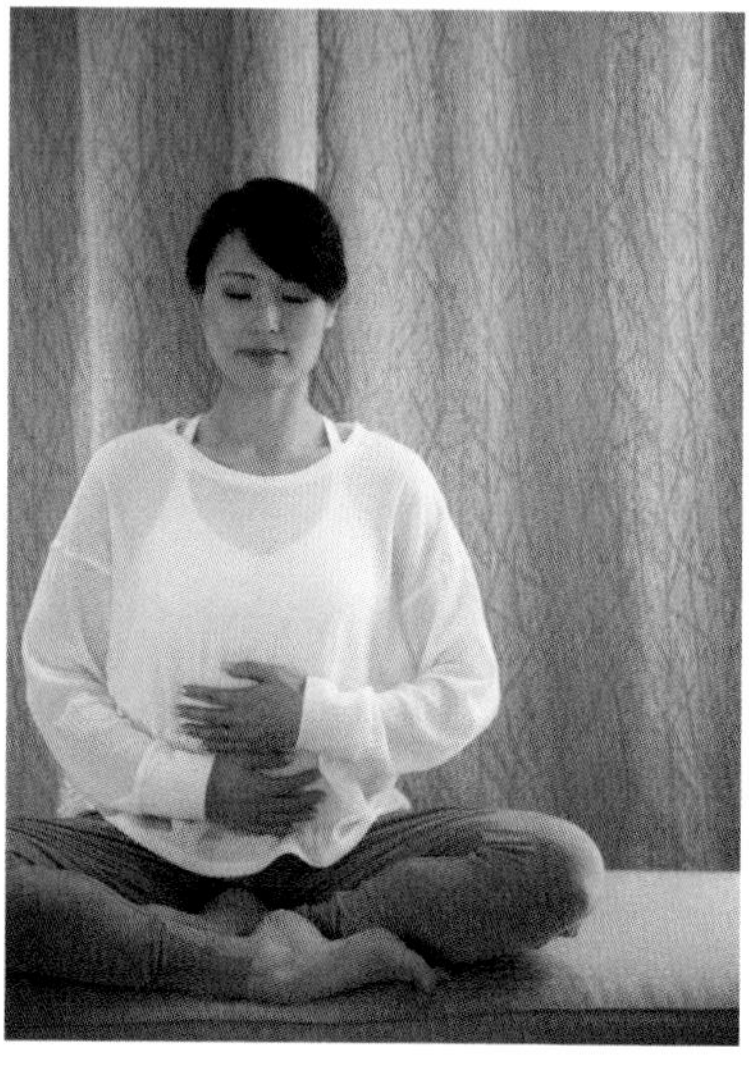

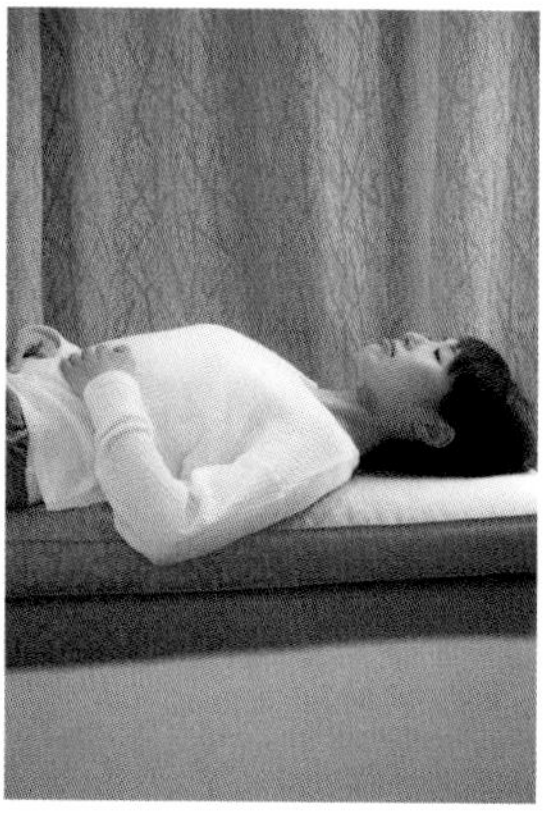

いたり、自分の呼吸のリズムや音をていねいに感じるうちに、自然と呼吸がゆっくりになり、ざわついた心が落ち着きます。

呼吸を感じよう、感じようと無理に思わなくても、少し意識するだけで、だんだんと深くなっていきますので、あせらずゆったりと行っていきましょう。

吐く呼吸は、副交感神経を優位にさせますので、吸う呼吸よりも吐く呼吸をできるだけ長くします。呼吸が長ければ、次の呼吸も自然に入ってきます。

時間は3~5分が目安。私の場合、外から家に帰って、壁やイスに足をかけてむくみをとるときに（P28）、いっしょに目を閉じて行うことが多いですね。

おなかに手を当てると、より呼吸を感じやすくなりますよ。

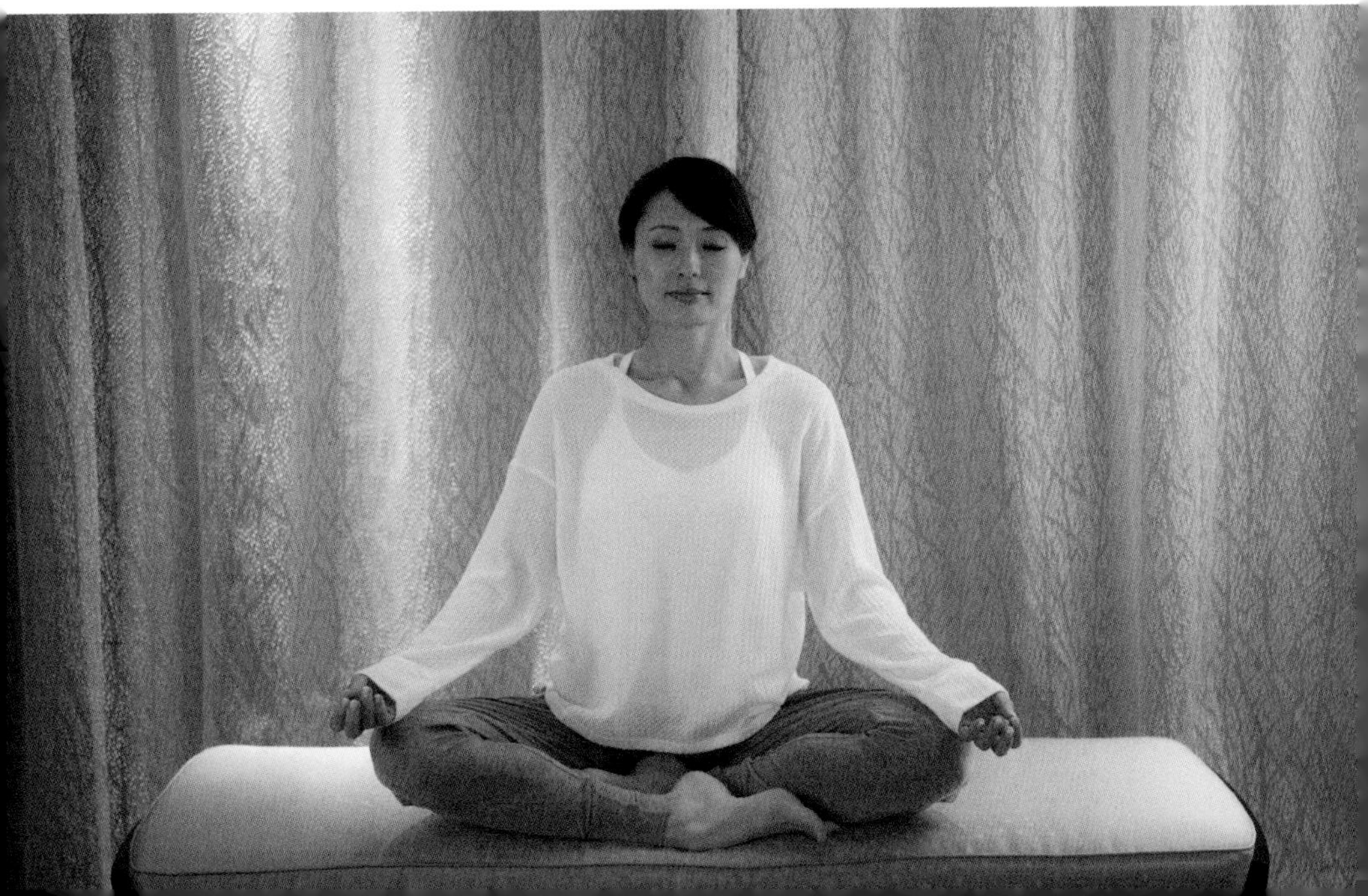

足を上げてむくみをとる

足のむくみは、その日のうちにとらないと、どんどん筋肉がかたくなり、血の流れが悪くなってしまいます。ですから、私は夕方、家に帰ると両方の足を壁に立てかけて、ももの裏の筋肉を伸ばしながら足のむくみをとります。

足は自分の柔軟性に応じた上げ方でOK。壁がきついときは、イスでも問題ありません。心臓より高い位置に上げるのがポイントです。ももの裏をしっかり伸ばしたいときは、おしりを壁に近づける

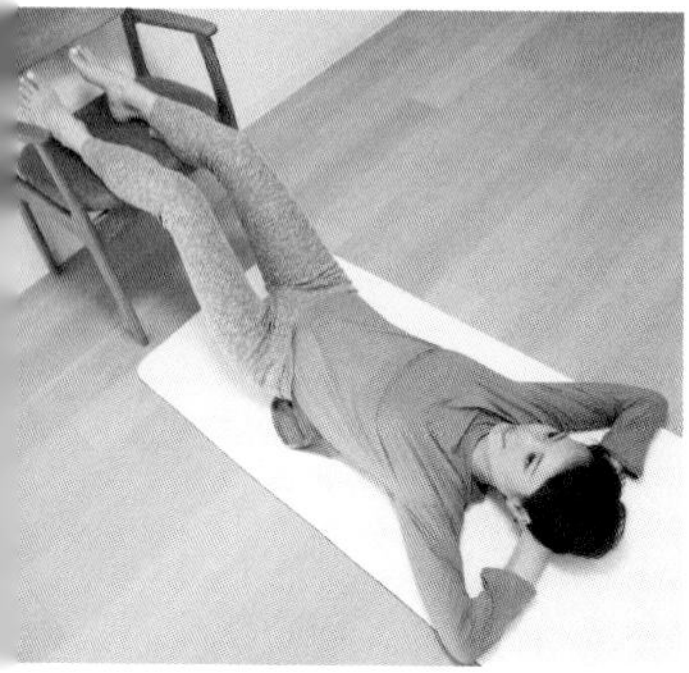

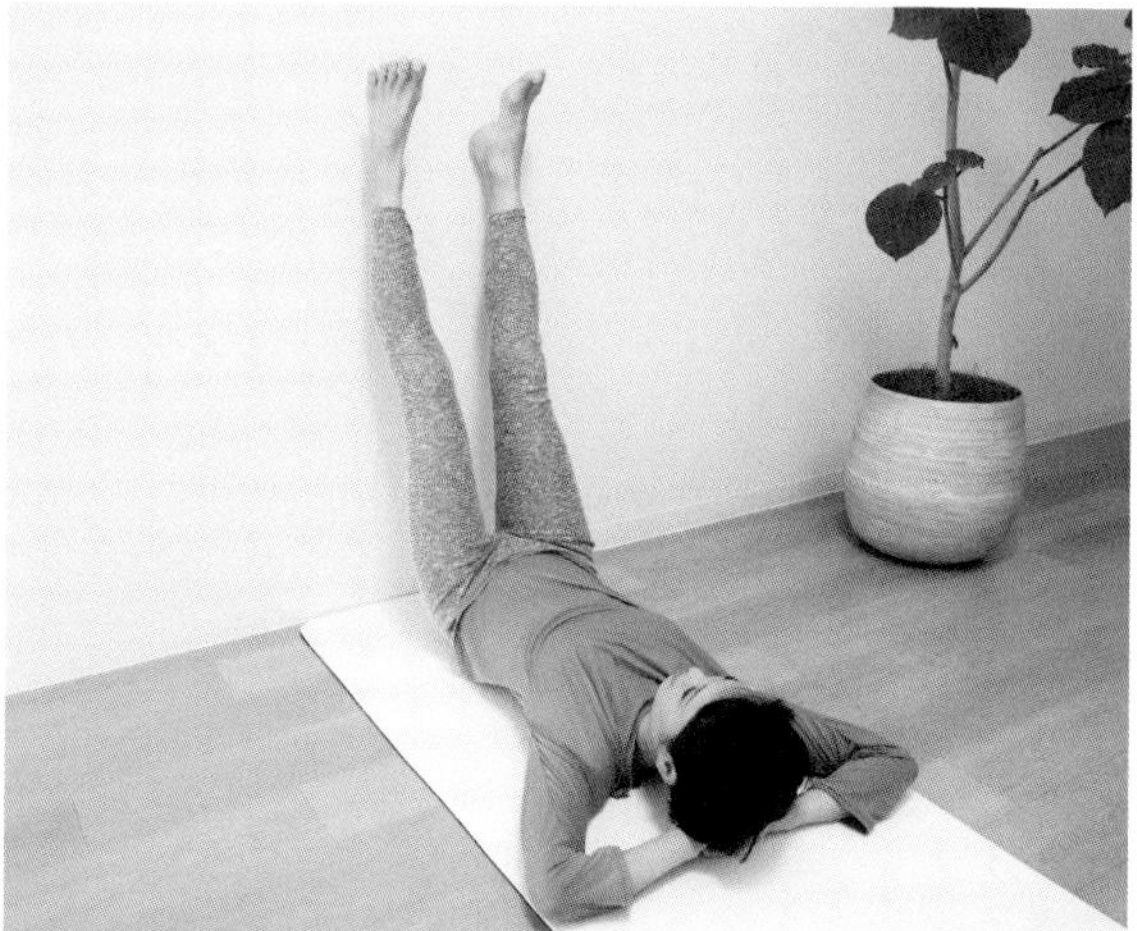

と、角度が深まり伸びやすくなります。きつい場合は壁から体を離しましょう。つま先を伸ばす、倒すといった動作を繰り返しても気持ちいいですよ。

私は帰宅後や入浴後など1日に何回かしますが、旅先のホテルの部屋でもよくしています。1回10分程度でしょうか。足を上げているときは目を閉じて呼吸を感じることもありますし、好きなYouTubeチャンネルの音声を聴くこともあります。

とにかく、その日のむくみはその日のうちにとる、これが合言葉です。

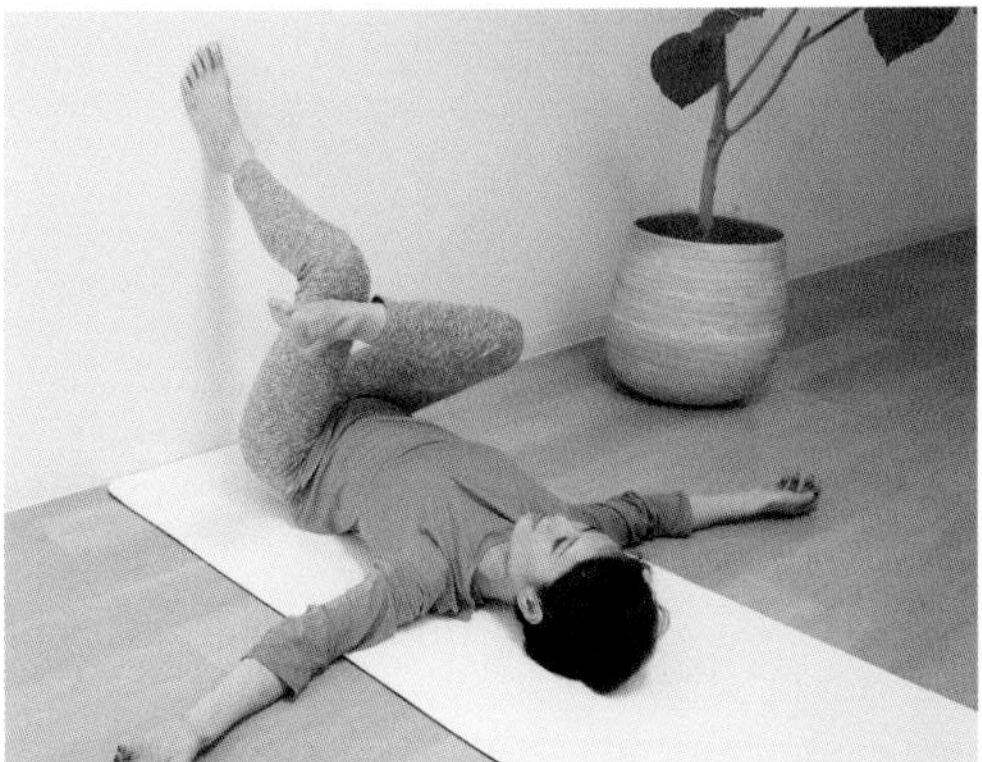

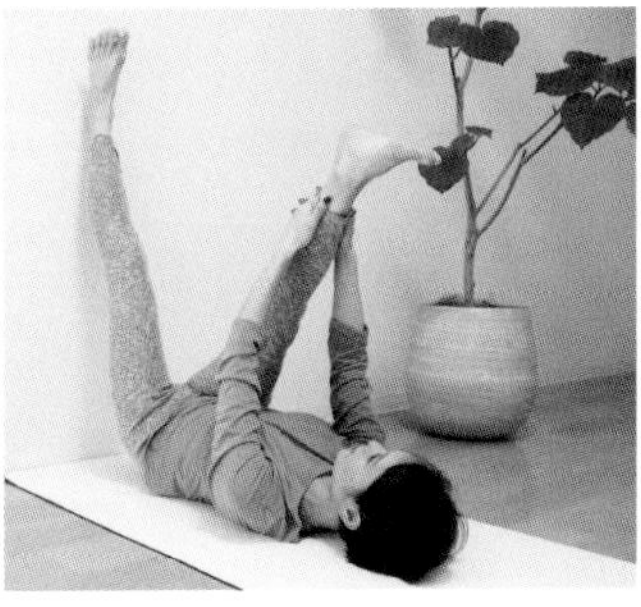

胸を広げて姿勢を矯正

オープンウィング

◎呼吸機能を高める
◎姿勢改善
◎肩こりの解消
◎気持ちを前向きにする

1

うつぶせになり、左ひじは曲げて横につき、右ひざは曲げる。肩が痛むなら、ひじの位置は調整を。

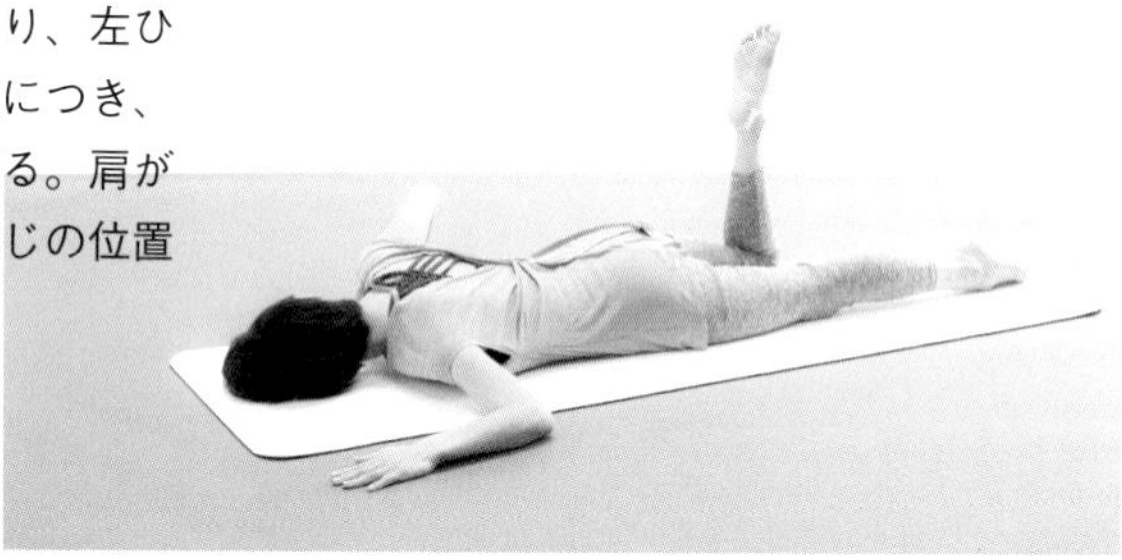

2

右手で床を押さえて、右側に体を起こしながら、右足は左足の後ろにつく。胸の広がりを感じる。

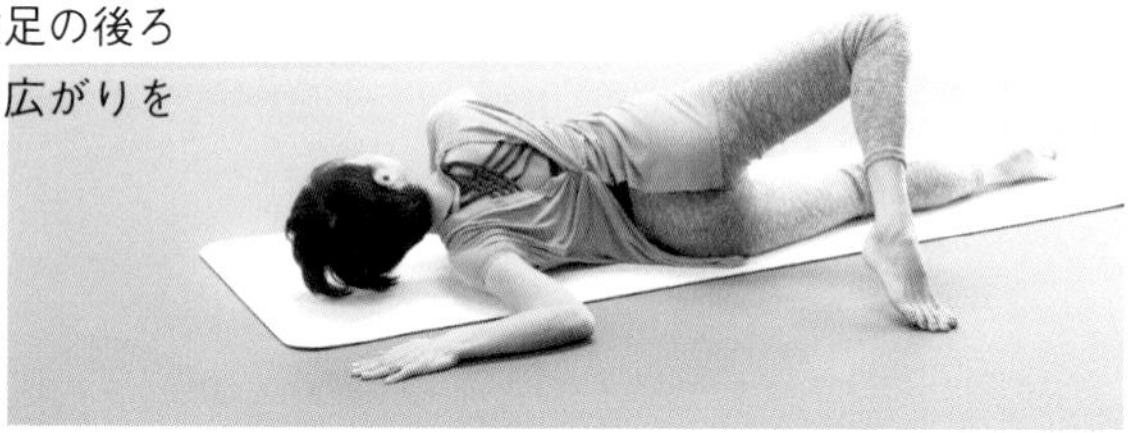

3

左ひじは伸ばし、右手は上に上げて、胸をしっかりと開く。上を見ると、胸が広がりやすくなる。

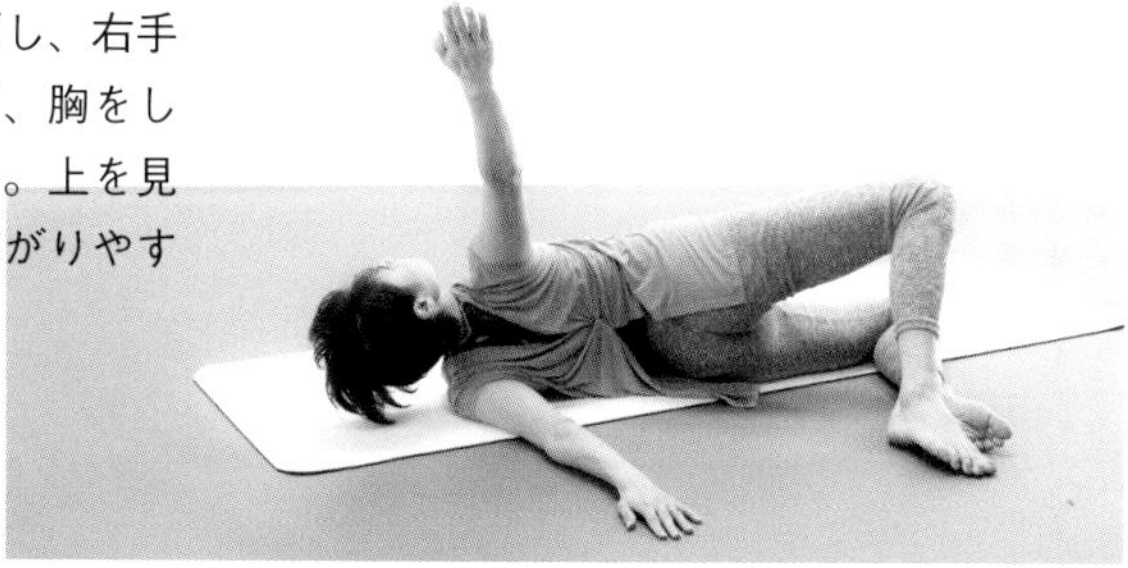

体を上に持ち上げて手を伸ばすので、
肩や胸の前側がストレッチされて、
肩こり解消や呼吸機能アップに。
胸を広げるポーズは、気持ちを前向きにさせてくれます。

OTHER SIDE

4

反対側も行う。右ひじを曲げて横につき、左足のひざは上に曲げる。ひじは痛みがあれば、つく位置を変えても。

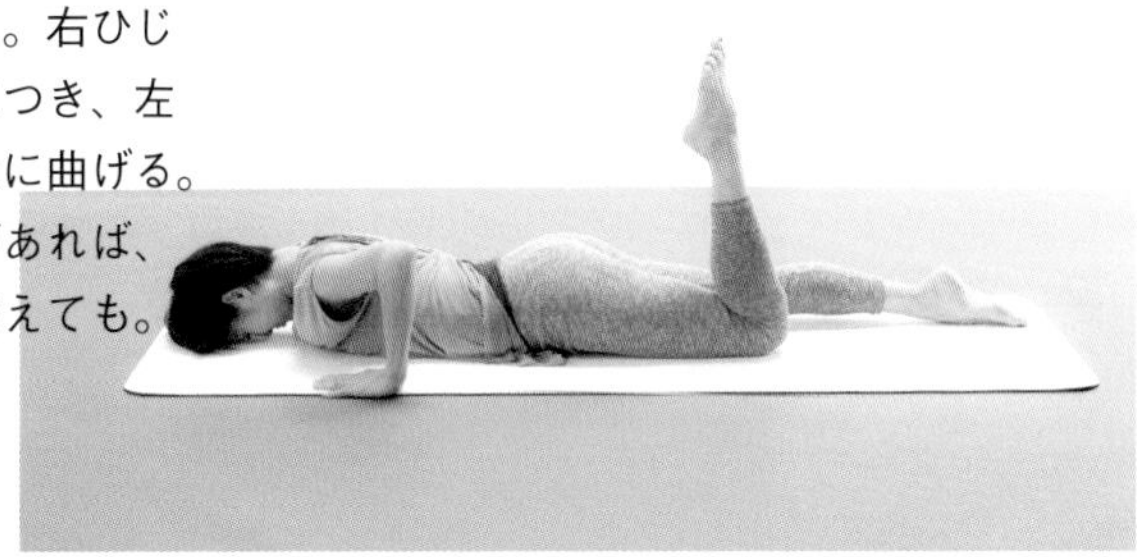

5

そのままくるっと向きを変えて、左足を右足の後ろにつく。体を左側に起こし、胸の広がりを感じて。

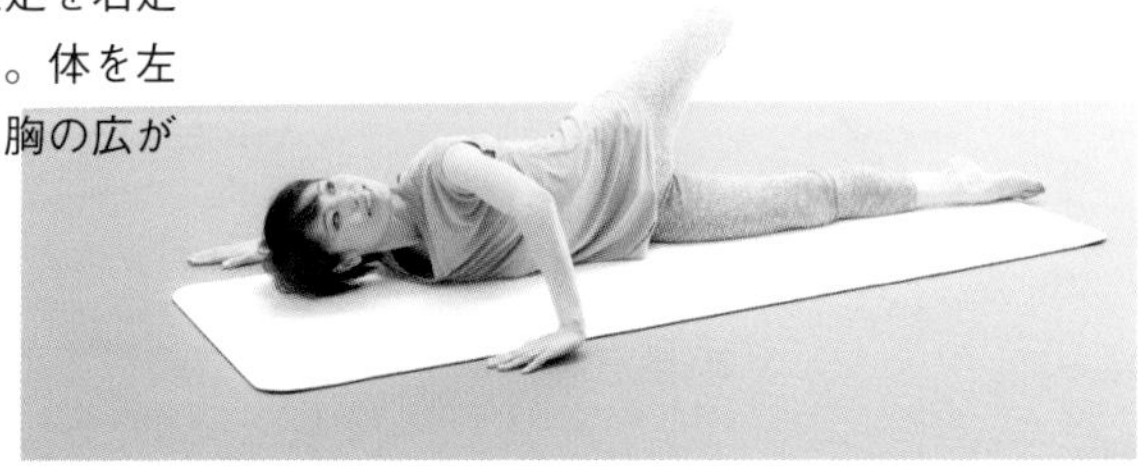

6

右ひじは横に伸ばし、左手は上に上げて、気持ちよく伸びを感じるところまで伸ばす。目線は手に。

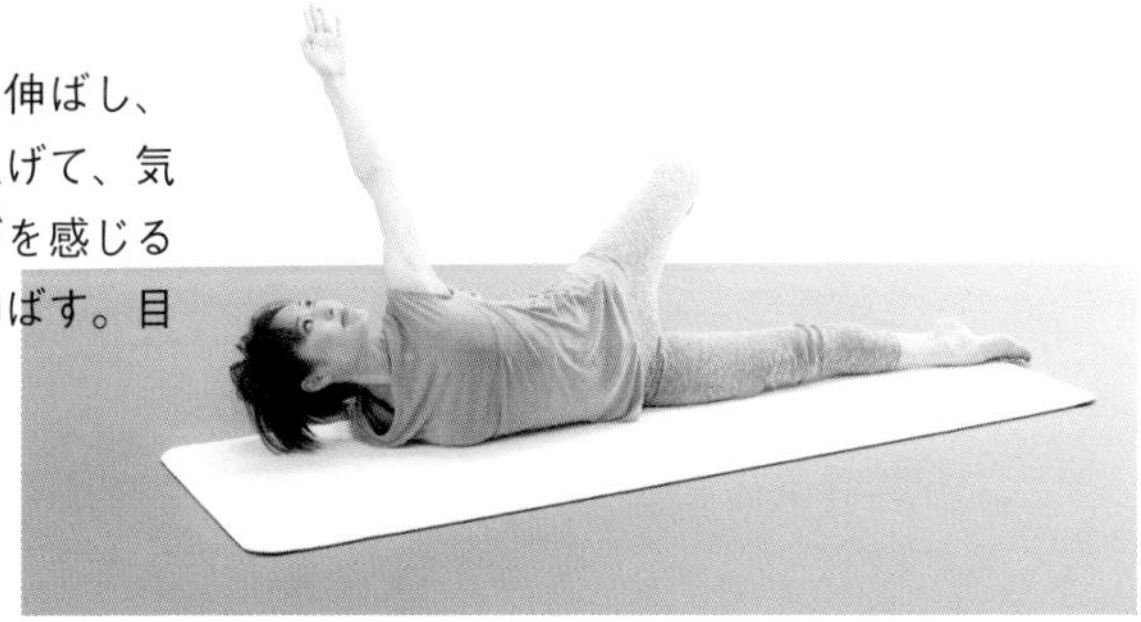

足の疲れがスッキリ

レッグストレッチ

◎足の疲れやむくみを解消
◎腰痛の改善と予防

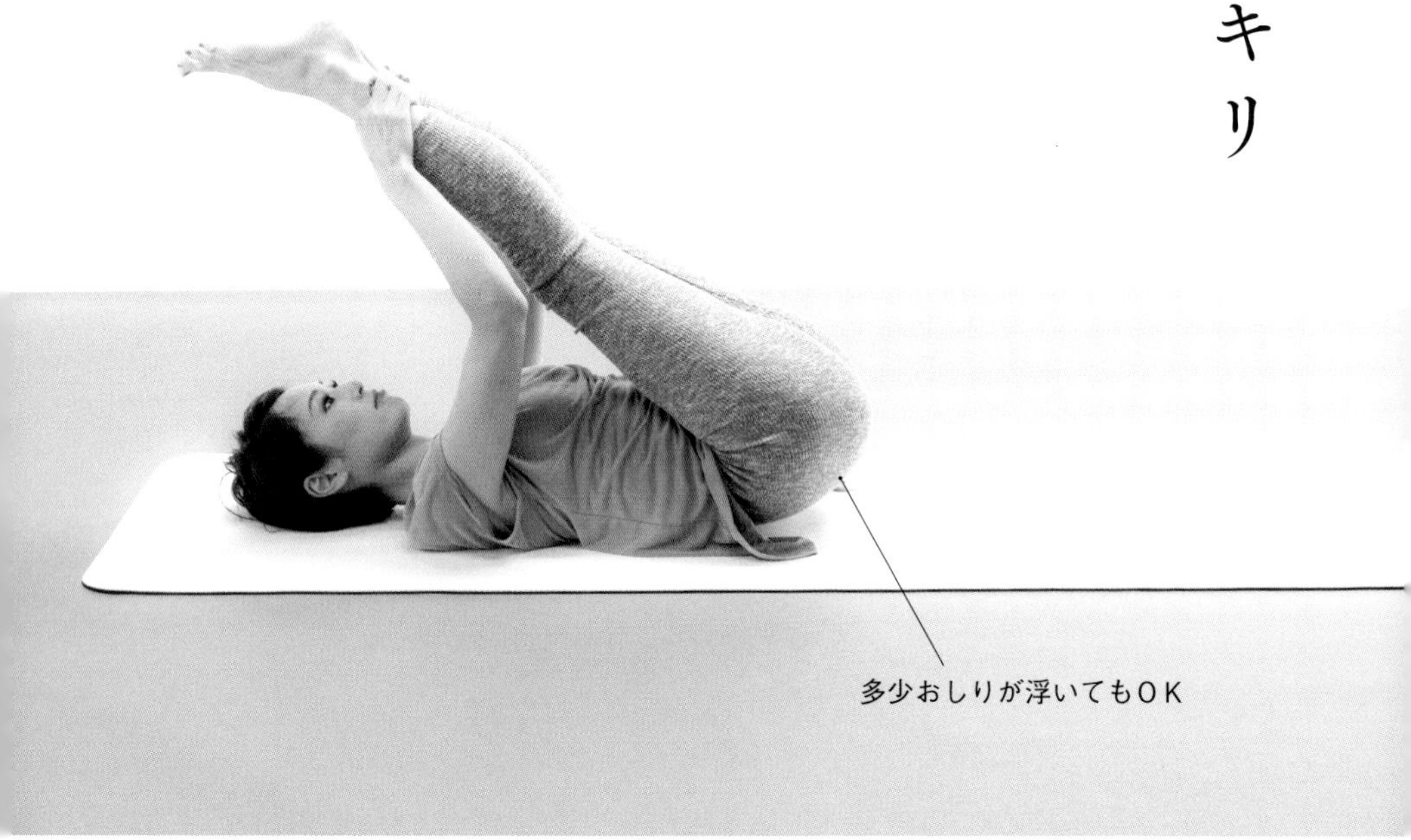

あおむけになって、両足を持ち上げて気持ちいいところまで伸ばす。手は足首を持つ。

足裏全体を伸ばして、足の疲れやむくみをとります。
ももの裏側をゆるめると、腰痛の改善や予防にも。
足を上げているだけでもスッキリ！

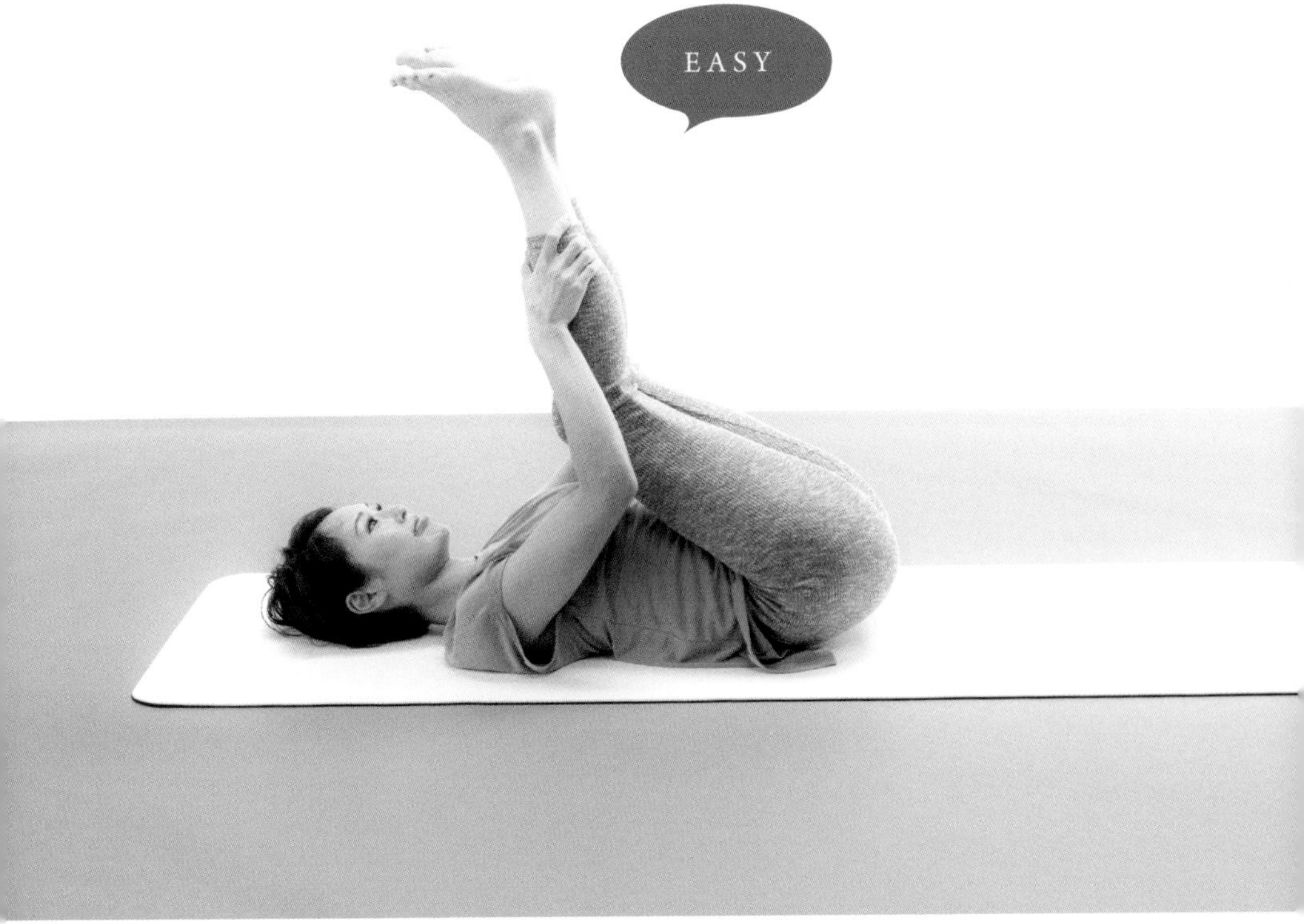

足を伸ばすのがきついなら、ひざを曲げて。伸ばしたいところが伸びるように角度を調節する。

股関節を開いて骨盤ケア

ハッピーベイビー

◎股関節の柔軟性を高める
◎骨盤のゆがみ調整
◎腰痛の改善
◎リラックス効果

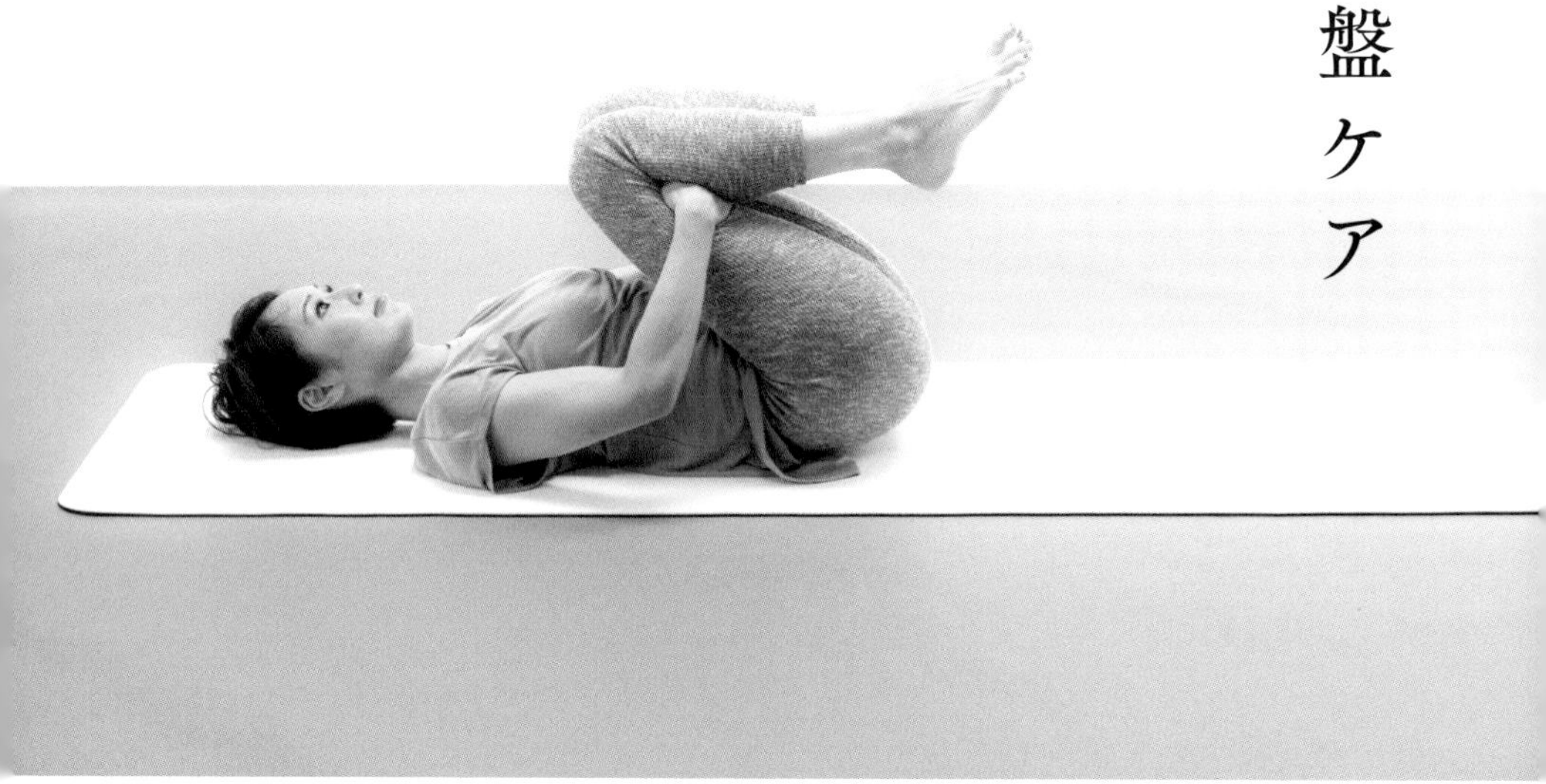

1 あおむけに寝て、両手で両ひざをひざの裏から抱えて、足を広げる準備をする。

TRY

両ひざを曲げて股関節を広げると
骨盤内の血行が促進されて、
生理中の不調をやわらげます。
股関節まわりがほぐれると、
夜もぐっすり。

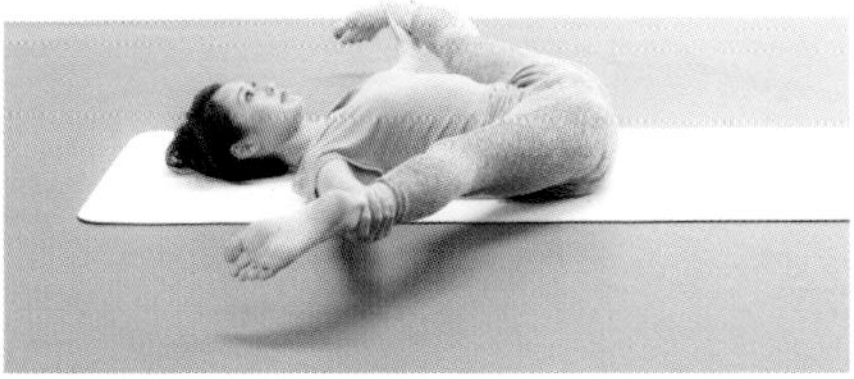

めいっぱい広げると気持ちいい。股関節の柔軟性がさらにUP!!

2

足を持ち上げたら、外側から両手でつかめるところをつかみ、ひざをわきの下に近づける。

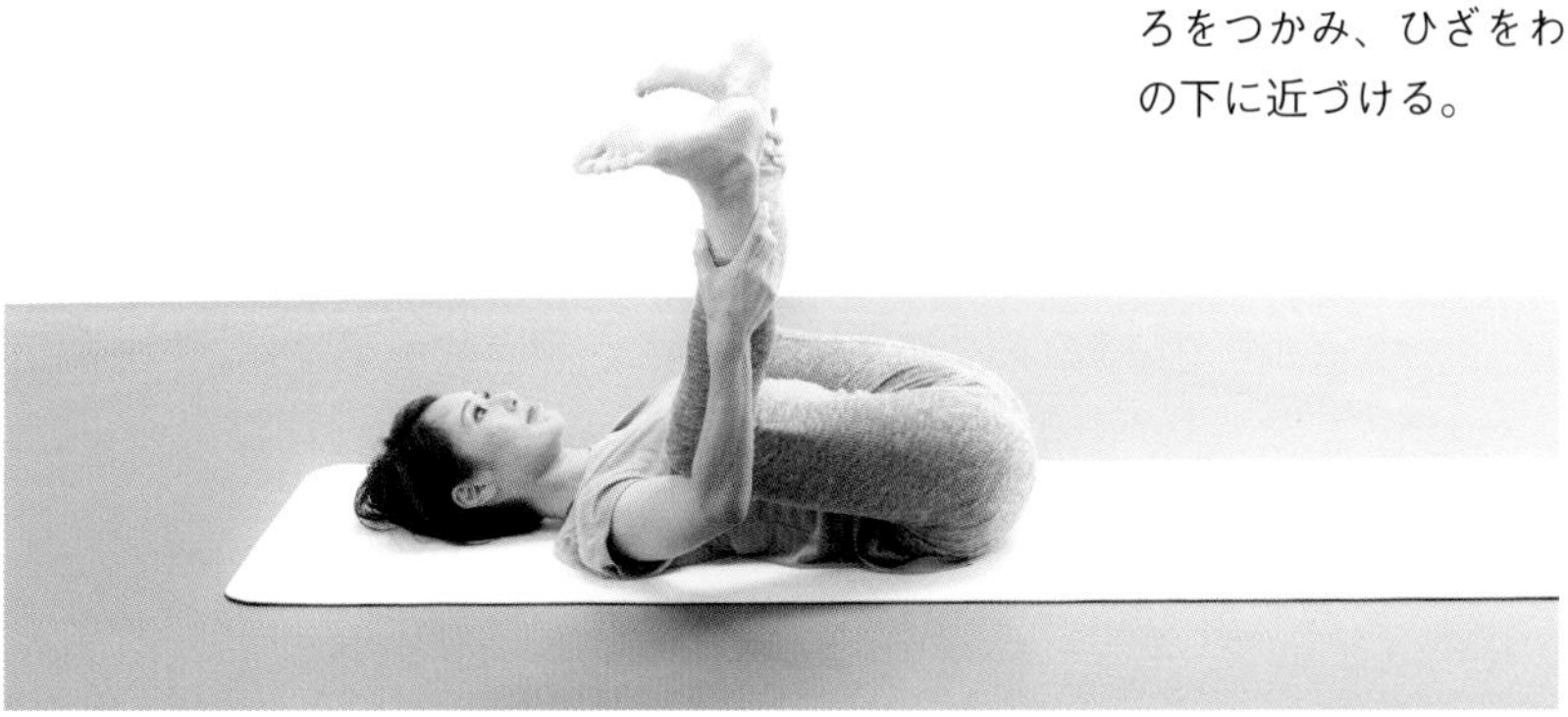

3

足裏を小指側からつかみ、そのまま股を横に開いて、股関節まわりや内ももの伸びを感じる。

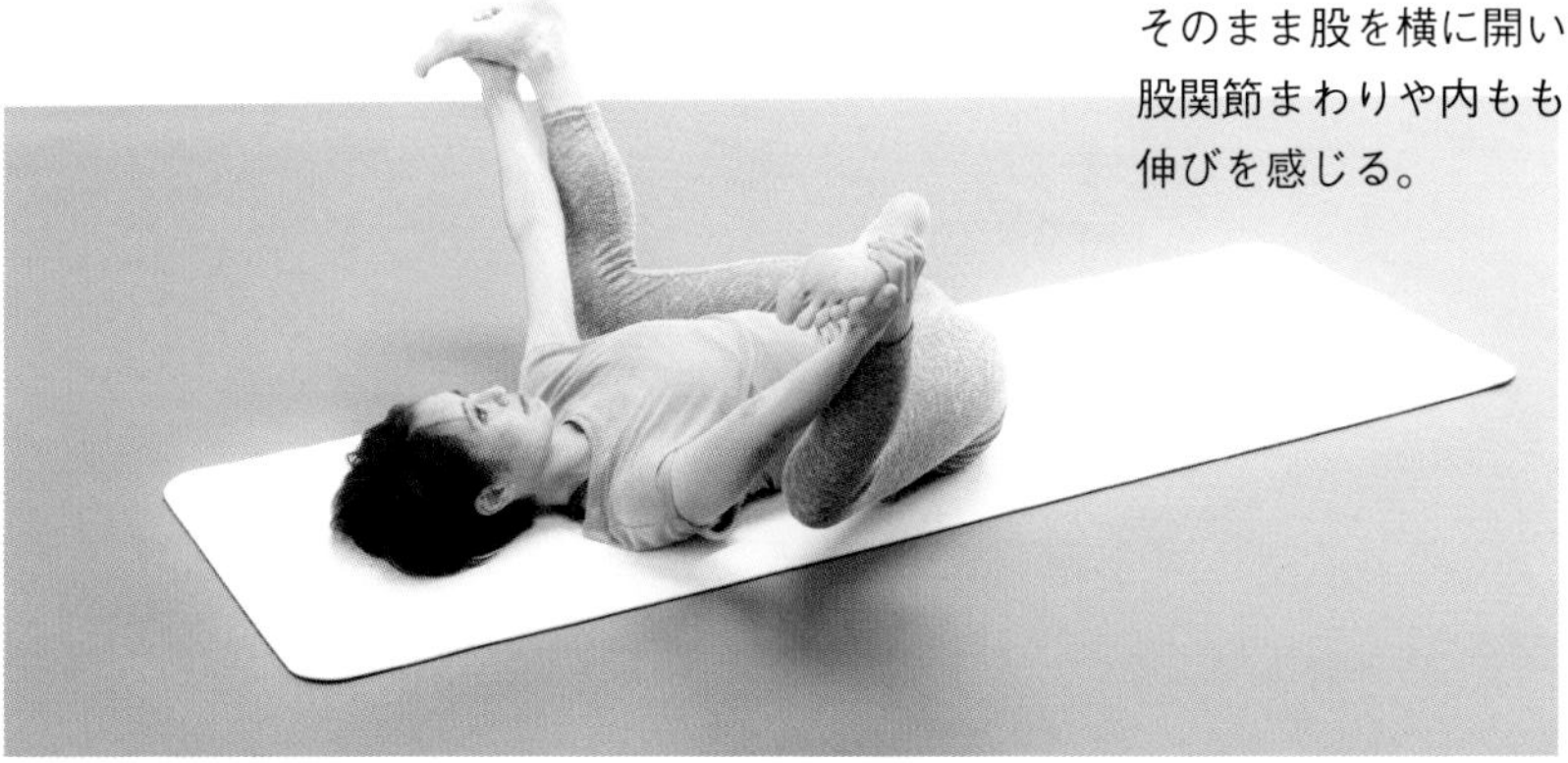

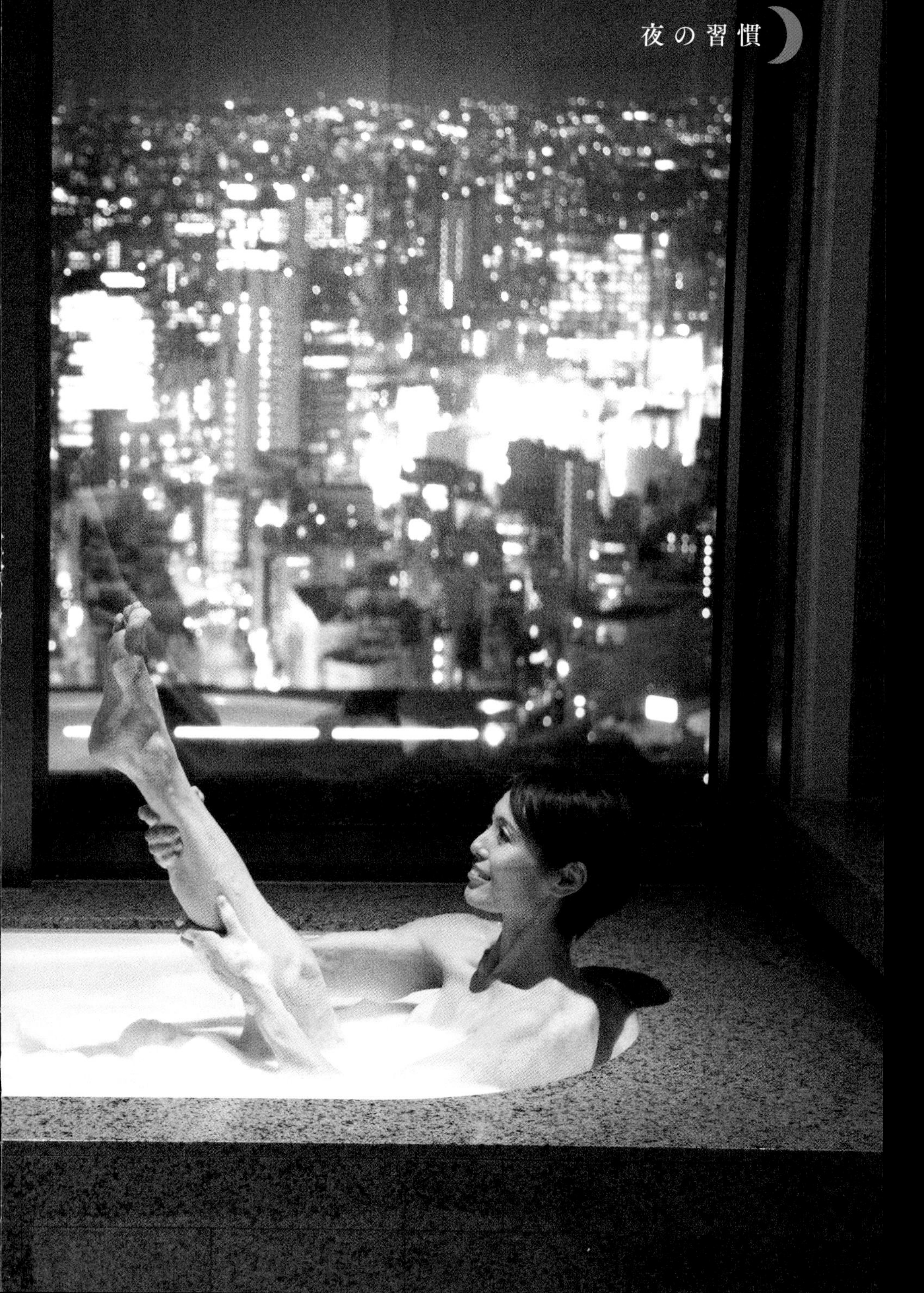

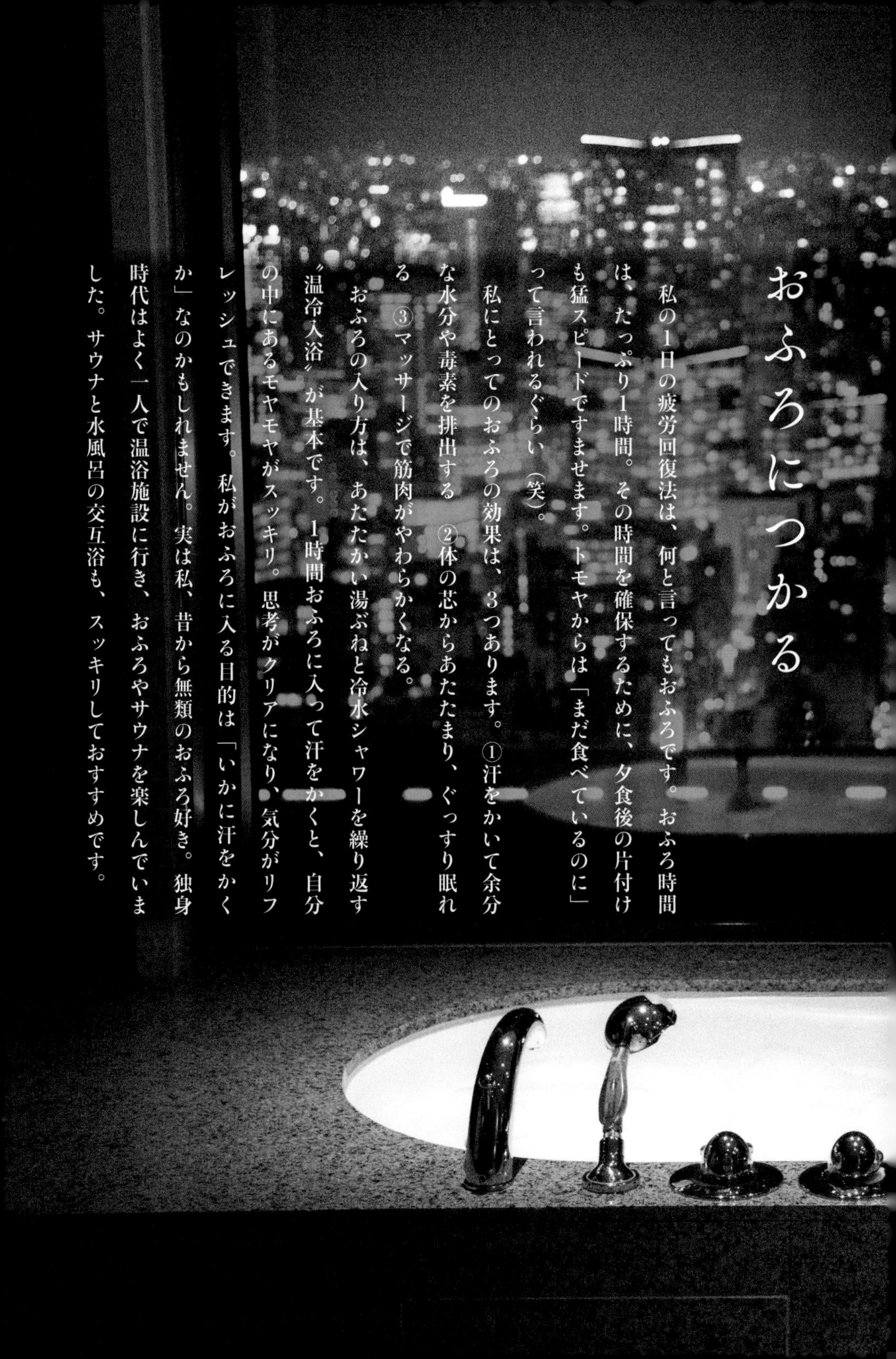

おふろにつかる

私の1日の疲労回復法は、何と言ってもおふろです。おふろ時間は、たっぷり1時間。その時間を確保するために、夕食後の片付けも猛スピードですませます。トモヤからは「まだ食べているのに」って言われるぐらい（笑）。

私にとってのおふろの効果は、3つあります。①汗をかいて余分な水分や毒素を排出する ②体の芯からあたたまり、ぐっすり眠れる ③マッサージで筋肉がやわらかくなる。

おふろの入り方は、あたたかい湯ぶねと冷水シャワーを繰り返す〝温冷入浴〟が基本です。1時間おふろに入って汗をかくと、自分の中にあるモヤモヤがスッキリ。思考がクリアになり、気分がリフレッシュできます。私がおふろに入る目的は「いかに汗をかくか」なのかもしれません。実は私、昔から無類のおふろ好き。独身時代はよく一人で温浴施設に行き、おふろやサウナを楽しんでいました。サウナと水風呂の交互浴も、スッキリしておすすめです。

マッサージや仕事、おふろは忙しい！

おふろに入ったら、まず40～42度の湯ぶねに胸までつかり、20～30分あたたまります。その間は、おふろの蓋にタオルをのせて、スマホで仕事。アイデアをメモに打ち込んだり、メールをしたり、蓋が仕事机がわり（笑）。私の場合、おふろでリラックスしているほうが、仕事がはかどるんです。

仕事がすんだら自分の時間。YouTubeを見たり、ゲームをしたり、何も考えない。しばらくして汗をかいたら、湯ぶねから上がり、顔や髪、体を洗い冷水シャワーを顔に浴びます。2回目の湯ぶねは10分程度入り、また冷水シャワー、最後に湯ぶねでマッサージをして、冷水シャワーを浴びておふろは終了。

おふろでリラックスしていると、マッサージ効果大。回数よりも気持ちよさを感じてマッサージすると、習慣になりやすいですよ。

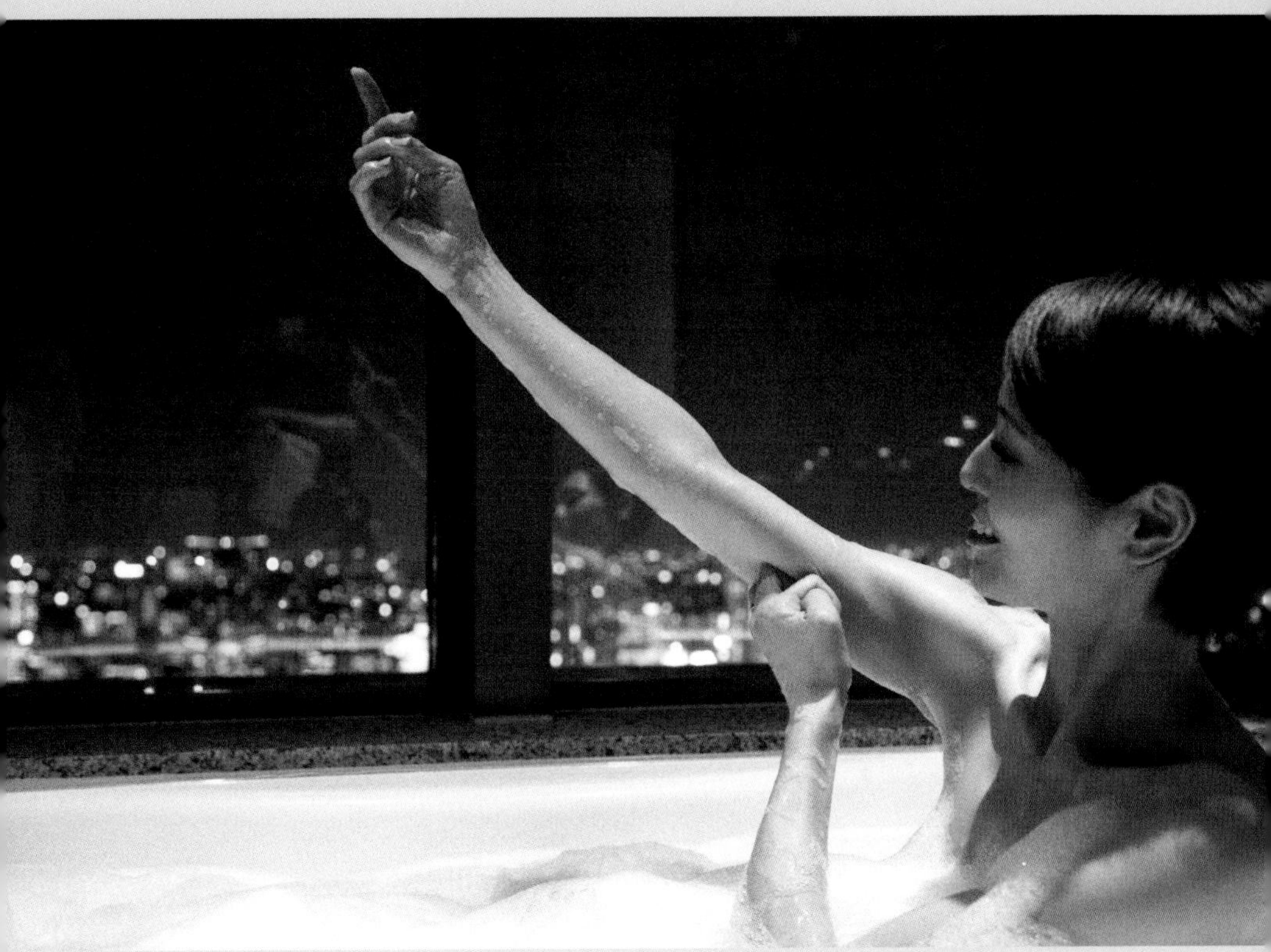

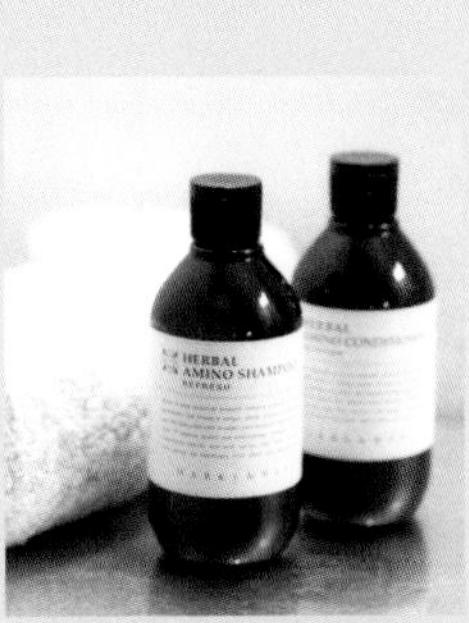

シャンプーやトリートメント、石けんは、
香りが好きな「マークスアンドウェブ」。

おふろマッサージの仕方

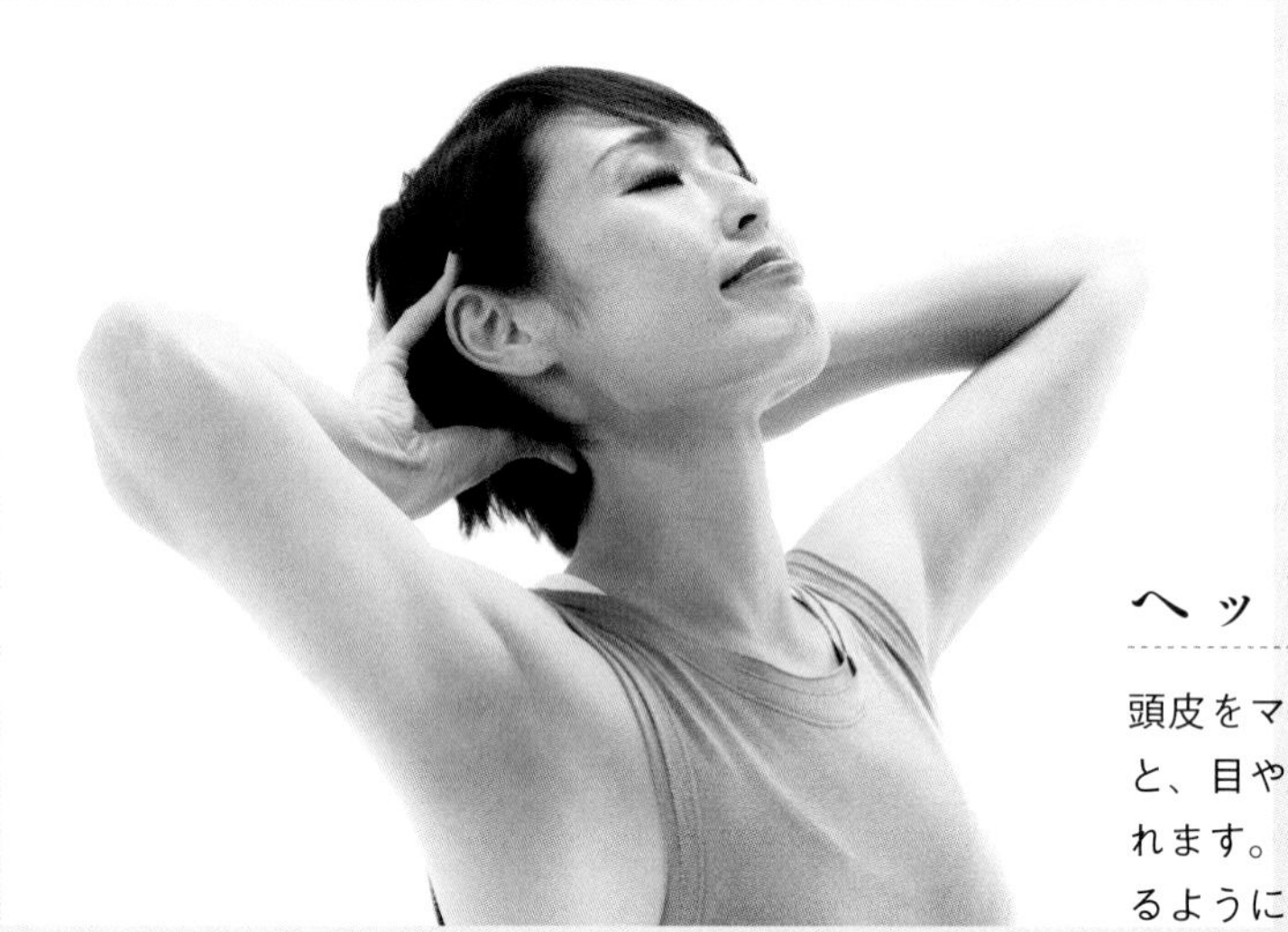

ヘッド

頭皮をマッサージすると、目や脳の疲れがとれます。指に頭を預けるようにして10～20回、頭皮をほぐします。

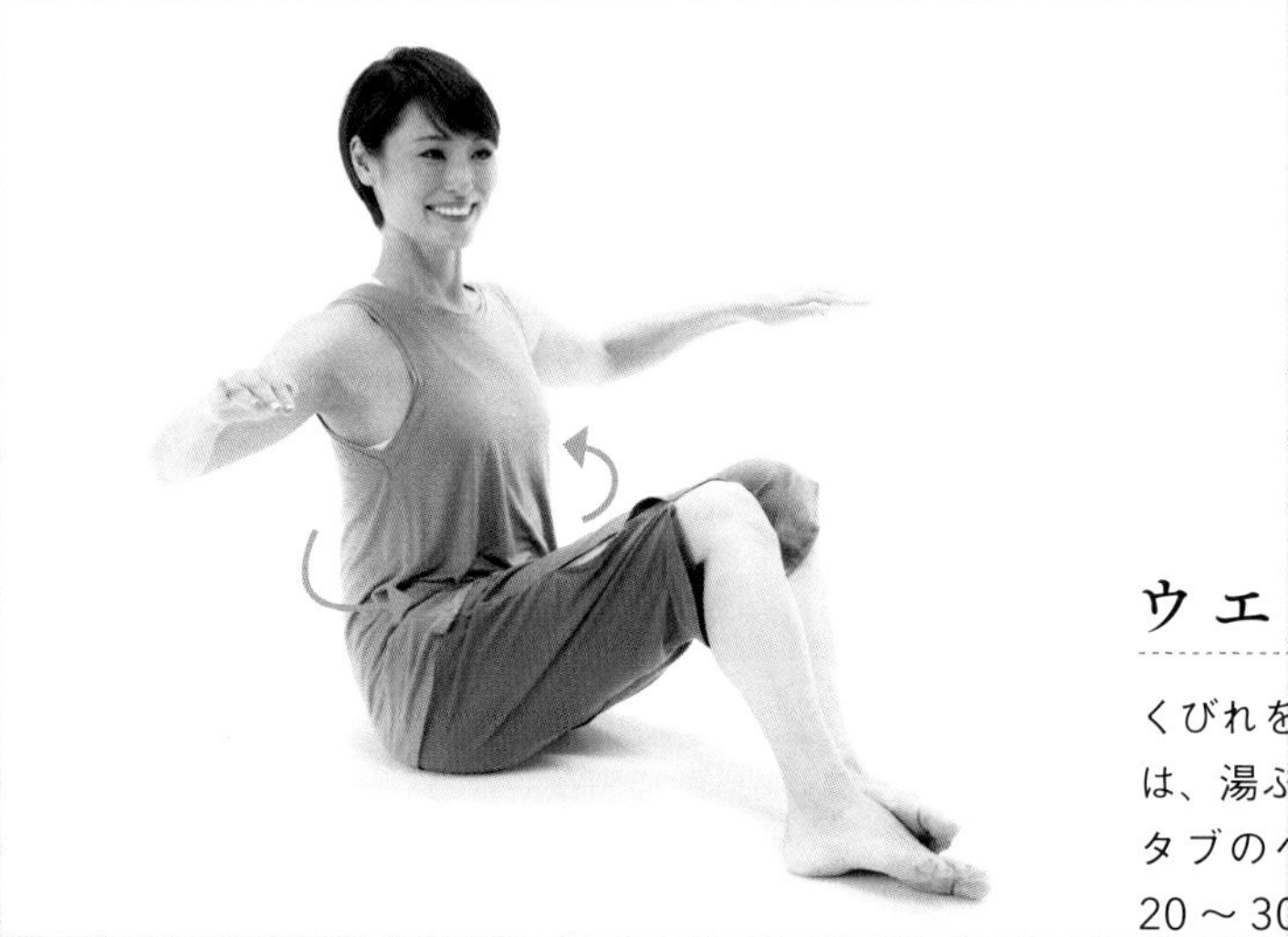

ウエスト

くびれをつくりたいときは、湯ぶねの中で。バスタブのへりを持って、20～30回、ウエストを左右にひねります。

湯ぶねでリラックスしているとき、
体を洗うついでに、気持ちよくもみほぐして。

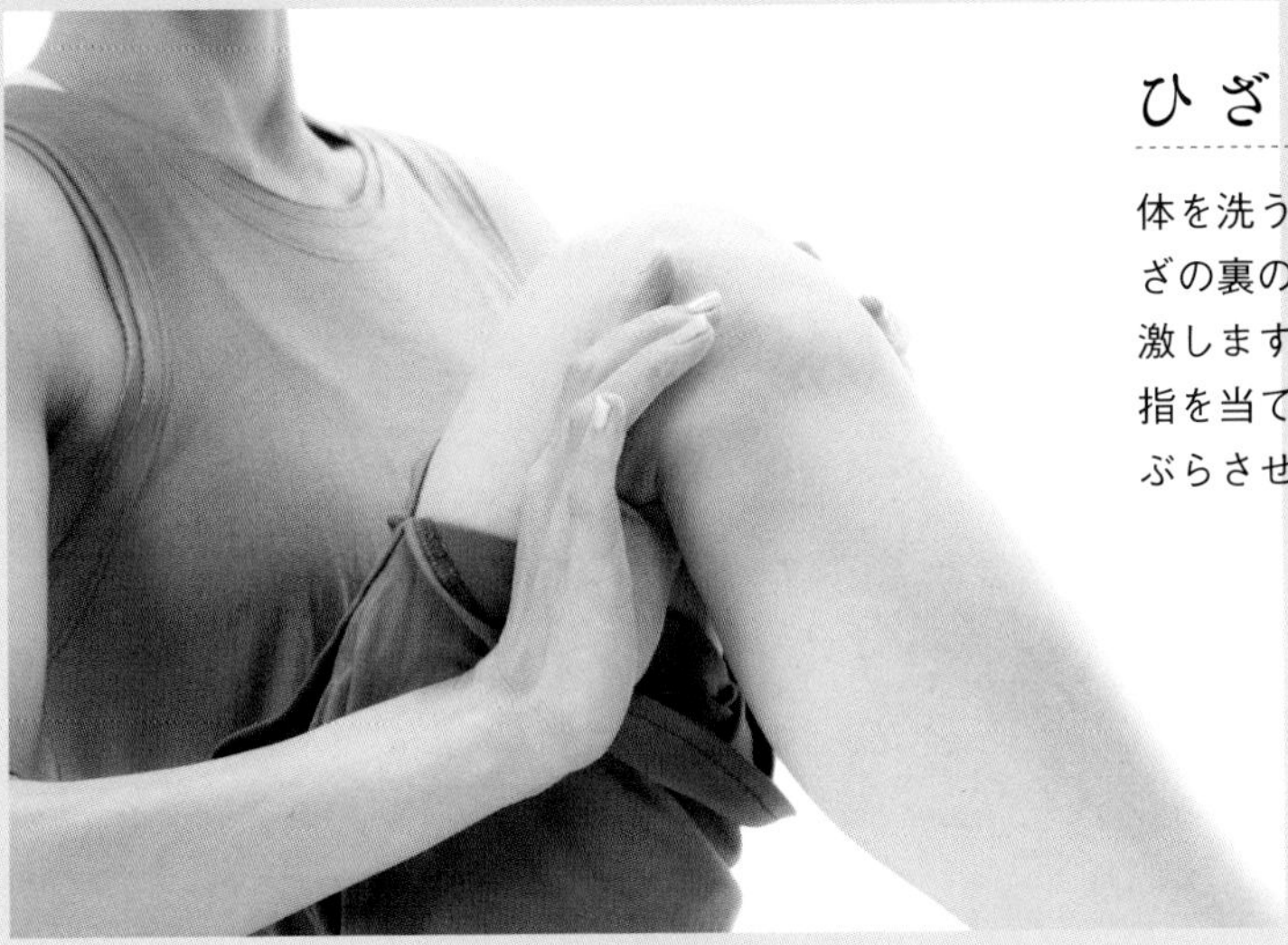

ひざ裏

体を洗うついでに、ひざの裏のリンパ節を刺激します。ひざ裏に親指を当てて、足をぶらぶらさせます。

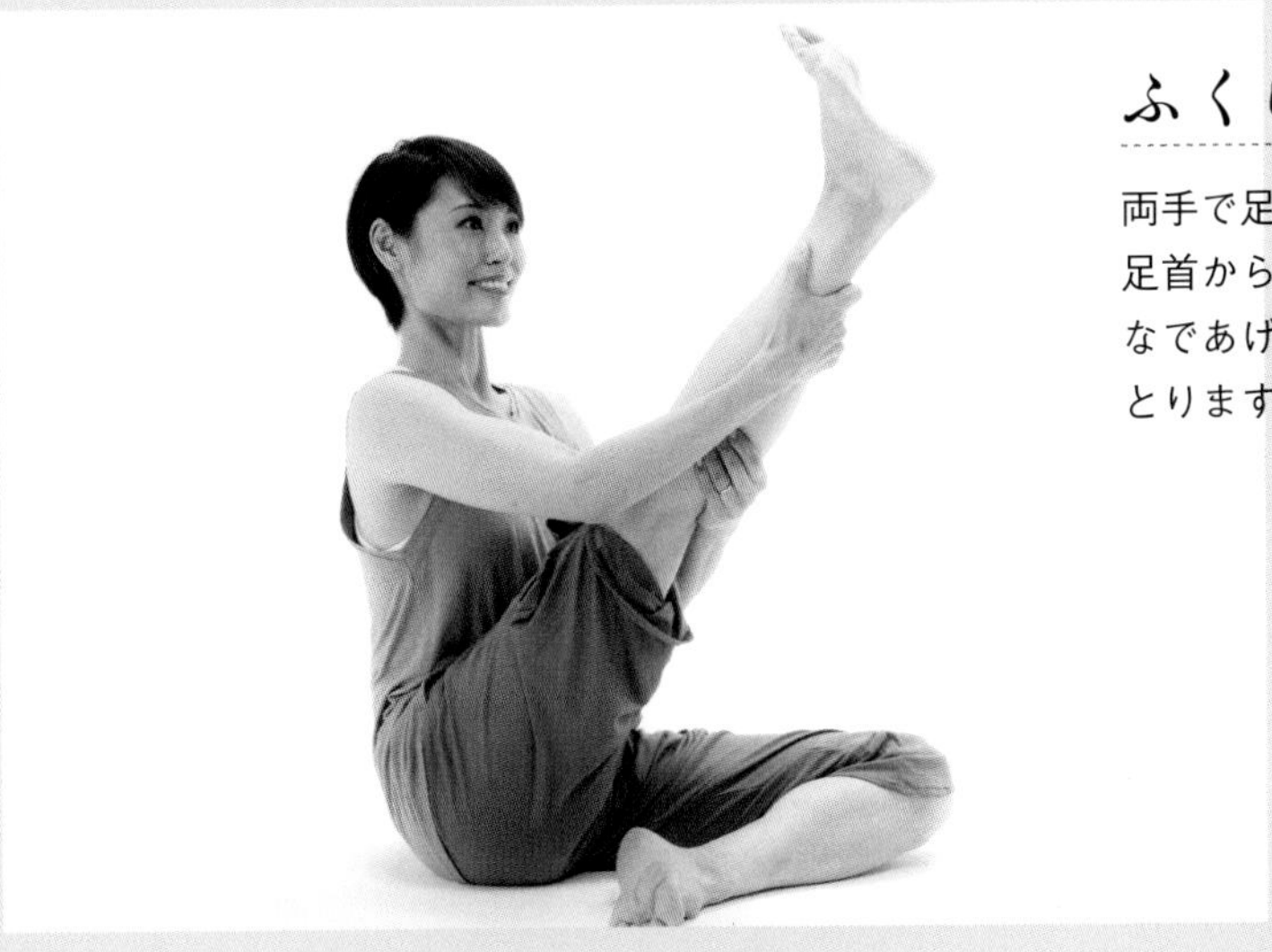

ふくらはぎ

両手で足を包みこみ、足首からももにかけてなであげて、むくみをとります。

おふろ上がりのケア

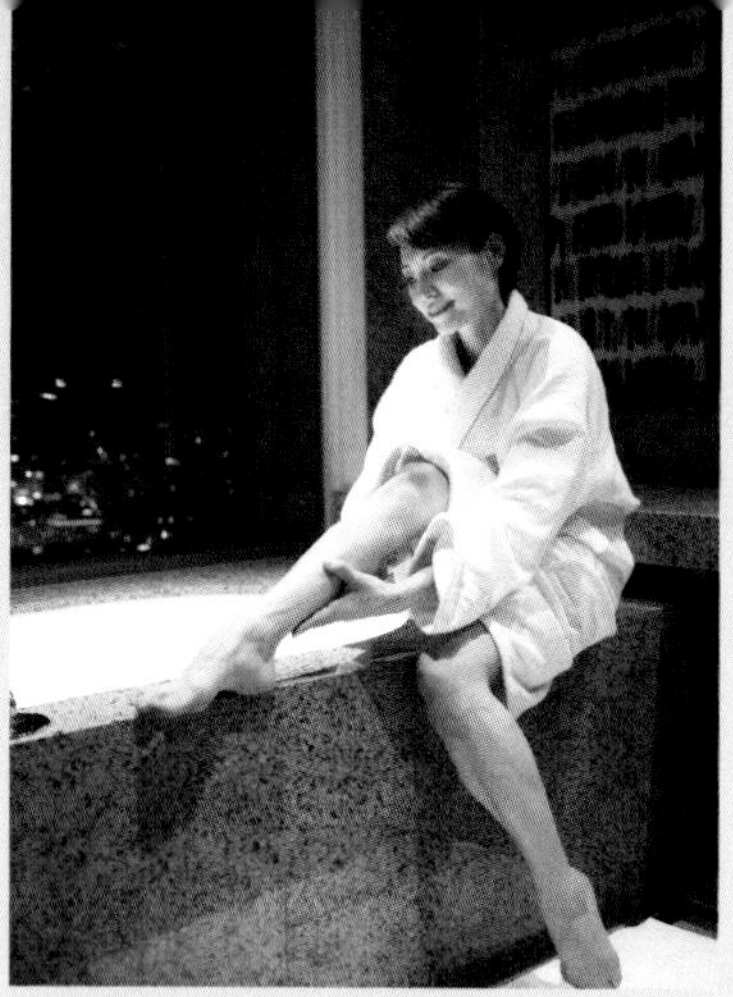

おふろでたっぷりと汗をかいたあとは、冷たい炭酸水を飲むのがお気に入り。飲みすぎると体が冷えてしまうので、1杯で我慢。
また、おふろ上がりの体があたたまっている状態は、筋肉がやわらかいので、マッサージをすると効果が大。といっても、わざわざするのではなく、化粧水や乳液を全身につけるついでに、〝ながら〟で行います。

やり方は、デコルテから鎖骨まわり、わき、おなか、ふくらはぎなど、それぞれの部位のリンパ節をここちよく刺激して、全身の巡りを高めます。ケアアイテムにこだわりはありませんが、メルヴィータのスキンオイル「ビオオイル」は気に入っています。顔やかかとなど全身の乾燥に使えて、化粧水の前につけると浸透力が上がるのもいいところです。

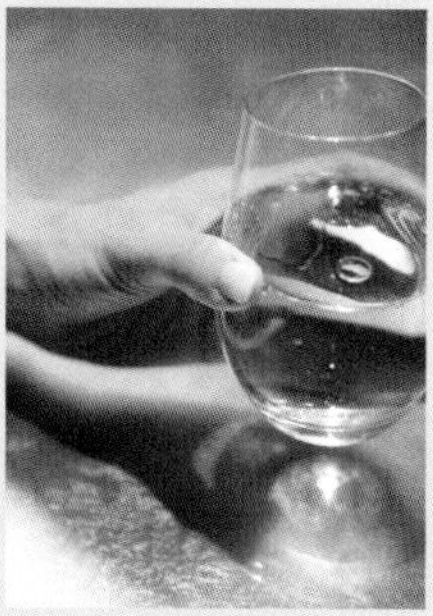

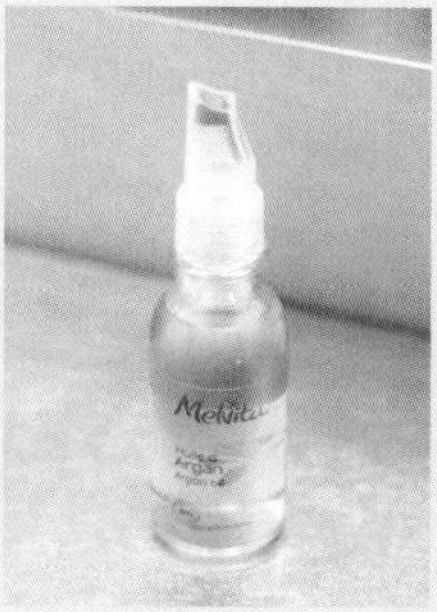

(左) おふろでたっぷりと汗をかいたあとは炭酸水が定番。(右) 化粧水を使う前に、メルヴィータのオイルを塗ると浸透がよくなる。

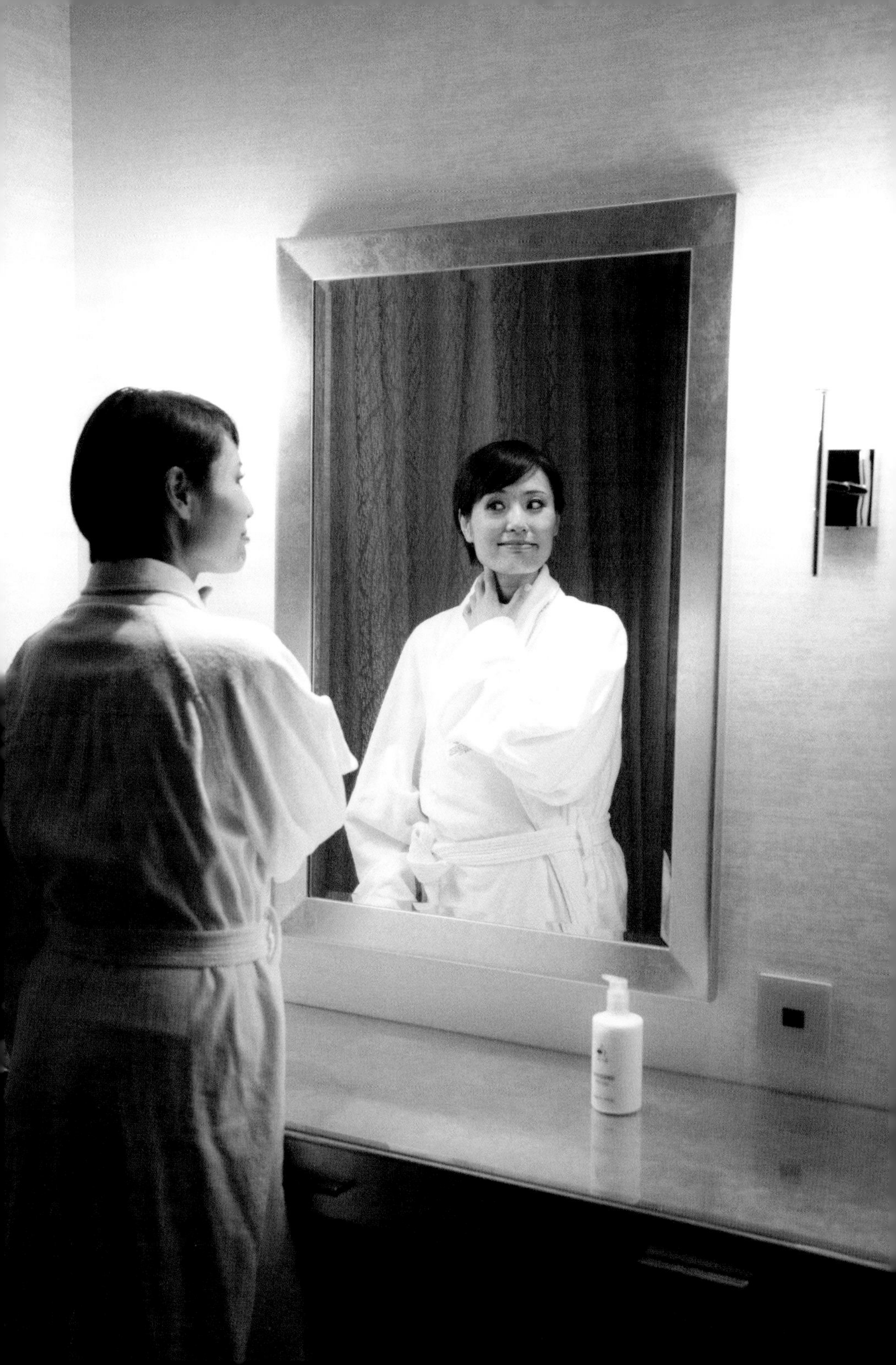

おふろ上がりのケアの仕方

化粧水や美容液を塗るついでに、
押したり流したりマッサージします。

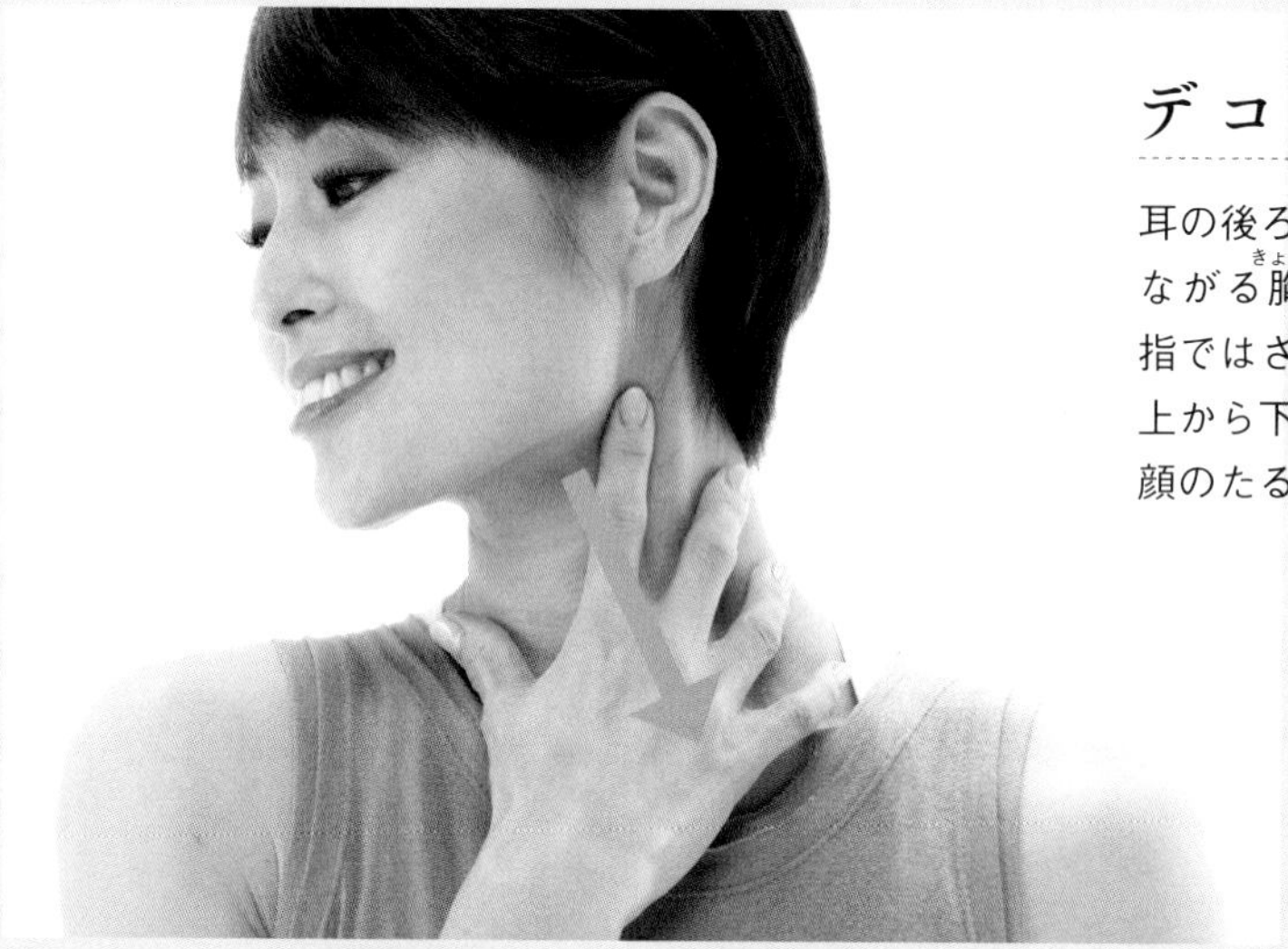

デコルテ

耳の後ろから鎖骨につながる胸《きょう》鎖《さ》乳《にゅう》突《とつ》筋《きん》を指ではさむようにして、上から下になでると、顔のたるみがスッキリ。

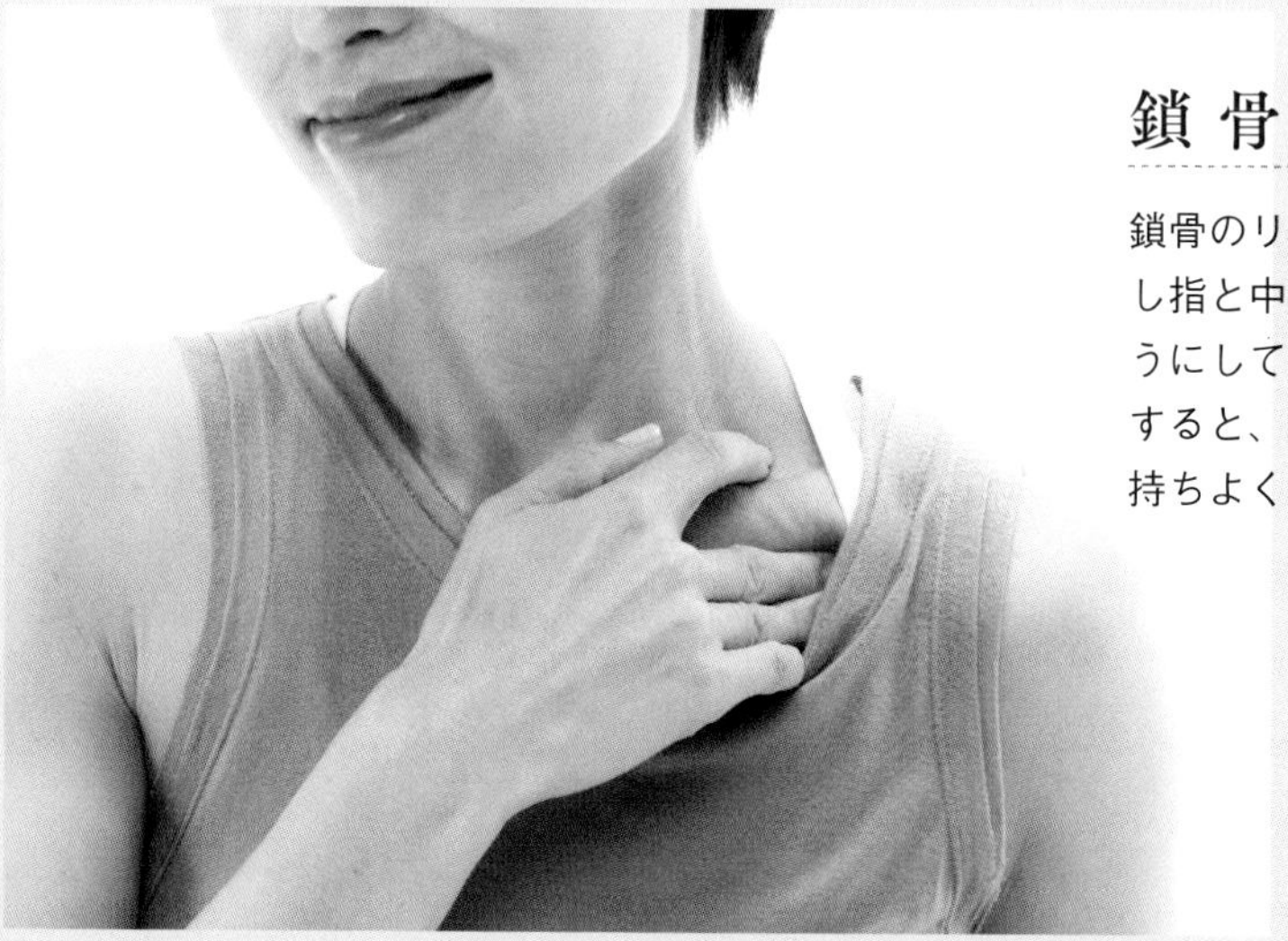

鎖骨まわり

鎖骨のリンパ節を人差し指と中指ではさむようにして、押して刺激すると、胸まわりが気持ちよくほぐれる。

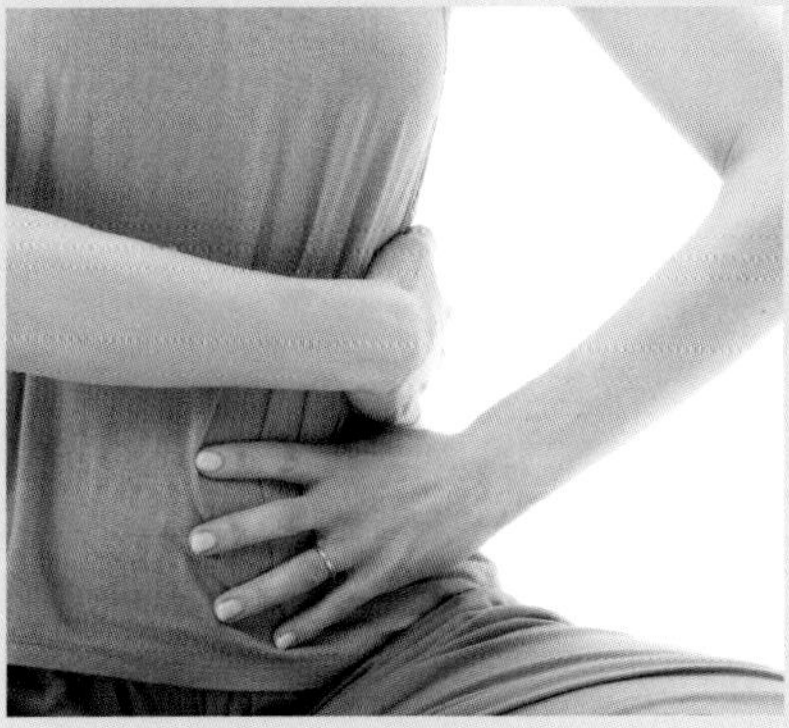

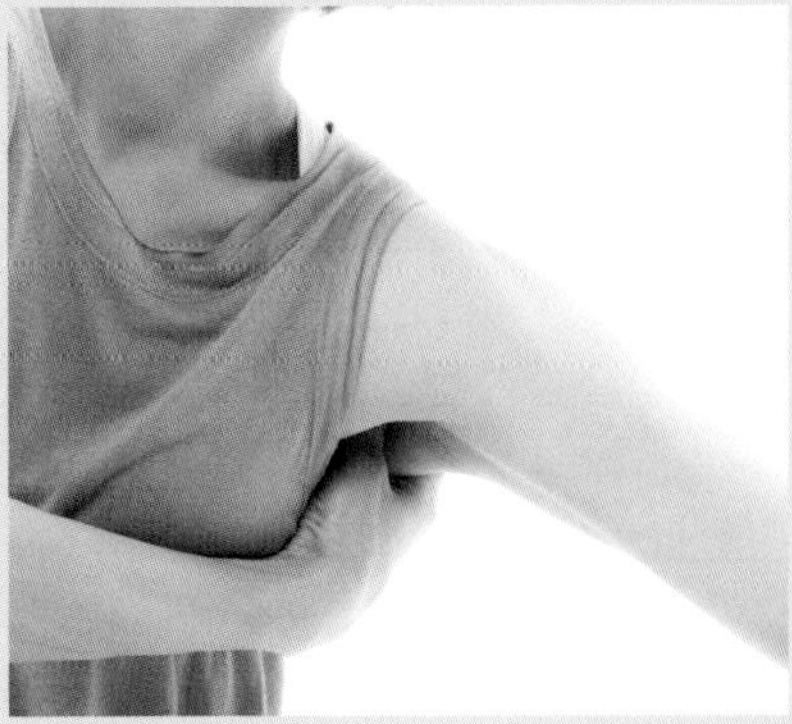

おなか

片方の手で腰を押さえ、もう片方の手でおなかを内側に絞り、くびれを出すようにする。

わき

親指と４本の指でわきをはさんだら、そこに寄りかかるようにし、手でわきの下のリンパ節を刺激。

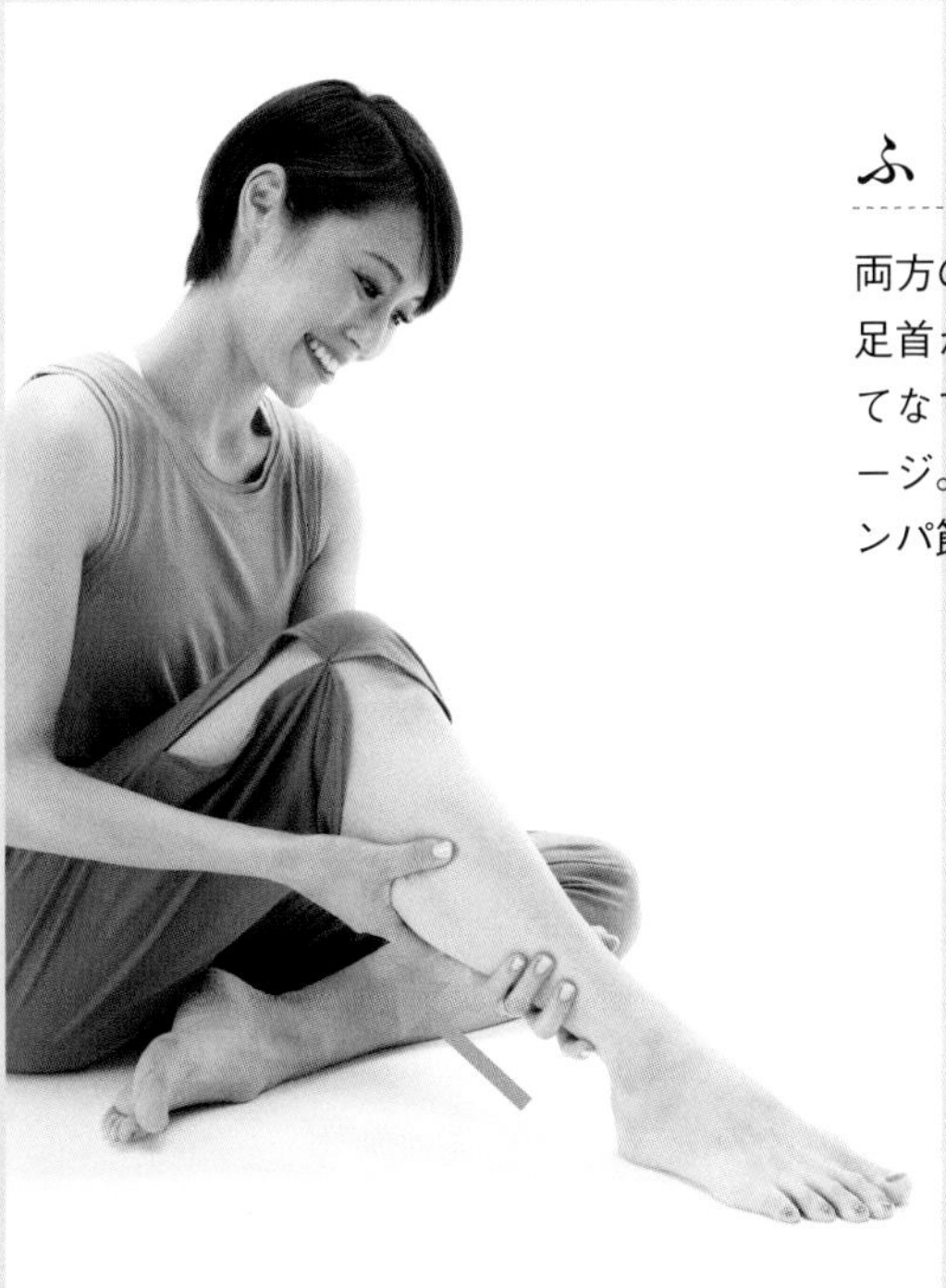

ふくらはぎ

両方の手で足を包み、足首からひざ裏にかけてなであげて、マッサージ。ひざ裏の膝窩《しっか》リンパ節も刺激して。

ゴルフボールで足裏マッサージ

髪を乾かすときは、いつもゴルフボールを踏んでいます。足の裏には全身のツボが集まっているので、適度なかたさのあるゴルフボールをただ踏んでコロコロするだけでもマッサージ効果が期待できるからです。特におふろ上がりに足裏をほぐすと、全身の血行がさらによくなるので冷えを解消し、よい眠りにつながります。

もともと、このゴルフボールを使ったマッサージは、バレエをやっていたときの習慣。バレリーナは足裏の筋肉を使うため、こまめにほぐしておかないと、すぐに足がつってしまうのです。私のまわりの人たちも、みんな持ち歩いていましたね。

ゴルフボールがかたくて痛いと感じる人は、テニスボールでもOK。最近はいろいろなやわらかさのマッサージボールが市販されているので、そういったものを利用するのもよいでしょうね。

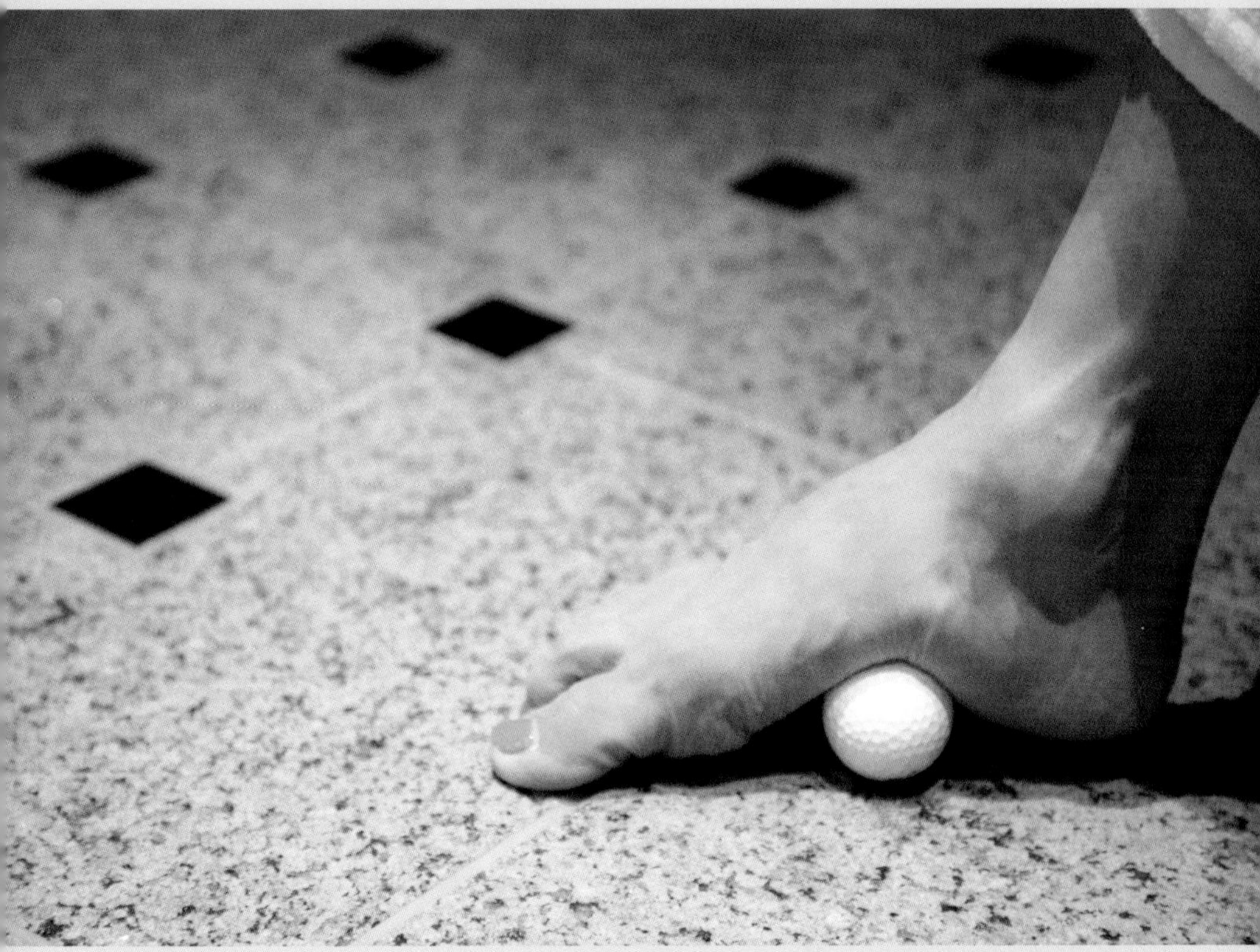

疲労回復ヨガ

おすすめ動画

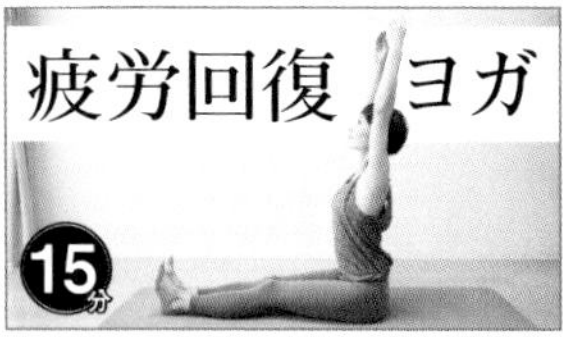

【安眠ヨガ】
ぐっすり眠れる疲労回復ヨガ☆
その日の疲れはその日のうちに!
#397 ／17分

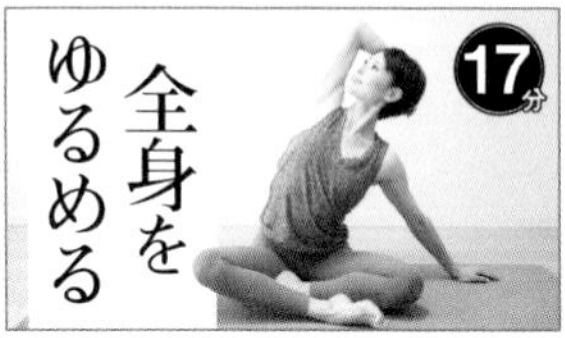

【ゆるヨガ】
柔軟性ゼロから始める!
体が硬い人のためのヨガ☆
#394 ／18分

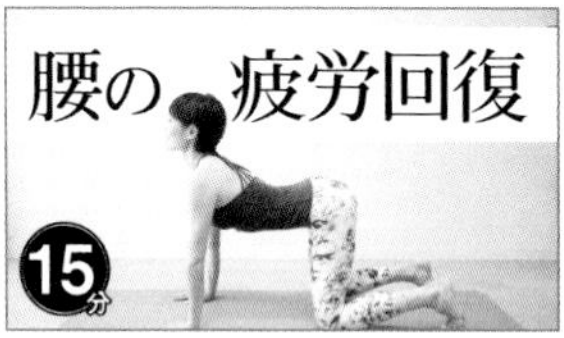

【腰スッキリ!】
背中、腰、股関節周りが
みるみる楽になるヨガ☆
#384 ／17分

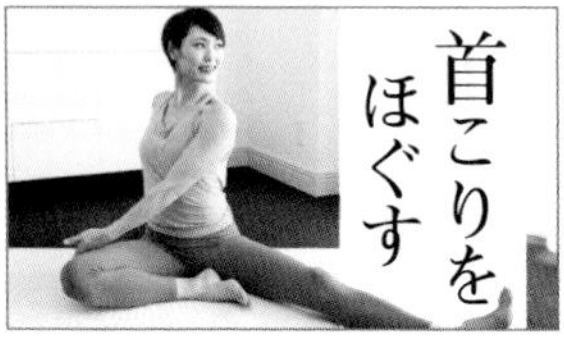

首こり解消ヨガ☆
つら〜い首こりやスマホ首が
みるみる治る!
#341 ／13分

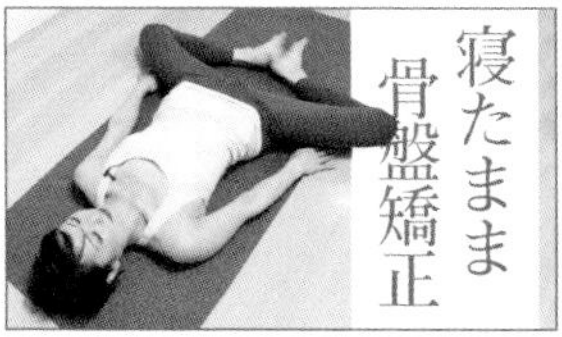

1日の終わりに
骨盤のゆがみを整える
寝たままヨガ
#330 ／13分

その他、おすすめの疲労回復ヨガをご紹介します。
気になるタイトルは、QRコードでYouTubeにとぶか、
#の動画番号で検索を。

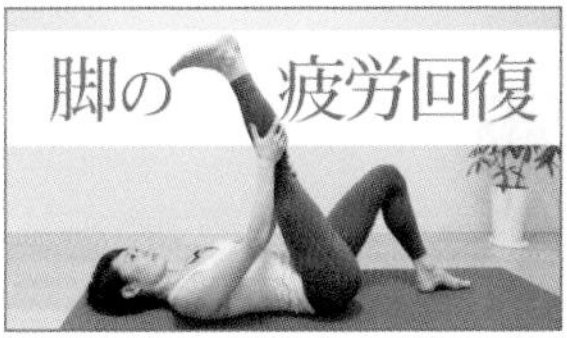

寝たままできる
脚の疲れやむくみを取るヨガ!
脚やせにも効果的☆
#315 ／10分

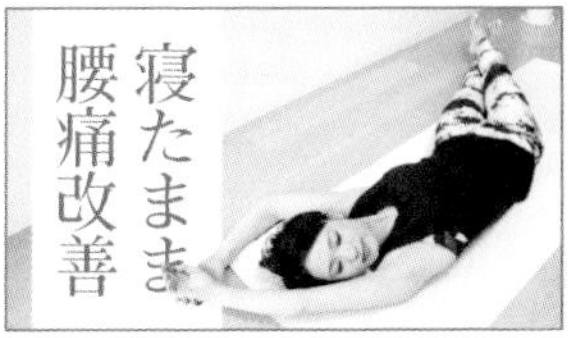

寝たままできる腰痛改善ヨガ☆
初心者におすすめ
#310 ／15分

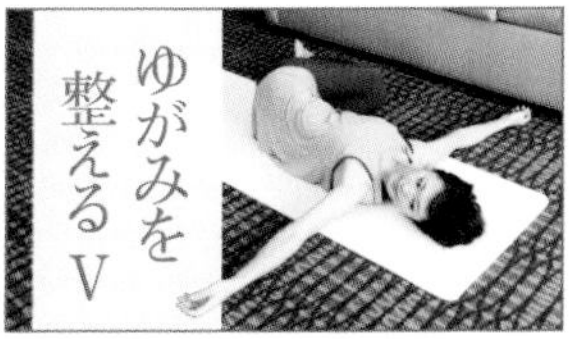

全身のゆがみを整えるヨガ☆
姿勢を整え、
疲労を回復させよう!
#292 ／20分

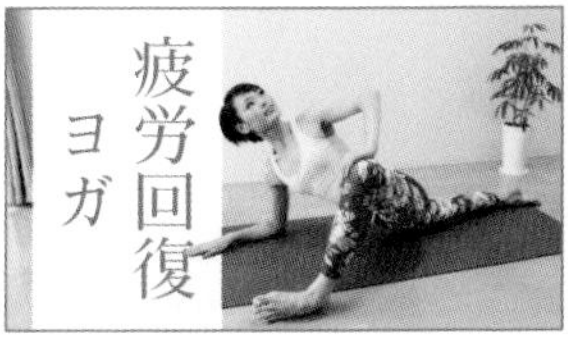

全身の疲労を回復させるヨガ!
腰痛、冷え、むくみ、
内臓の不調を改善する☆
#271 ／25分

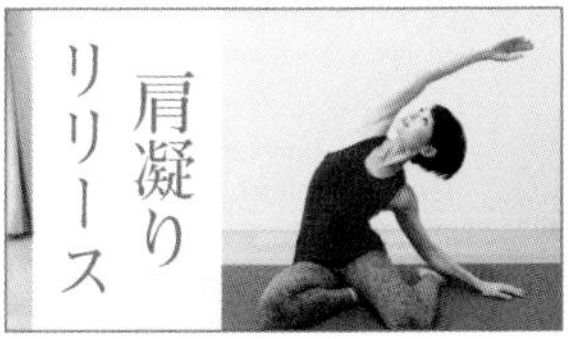

肩まわりが一瞬で軽くなる!
魅惑の筋膜リリースヨガ
#268 ／18分

PART 2

今日のモヤモヤは今日のうちにとる

ストレス解消ヨガ

動画でCHECK!

54～59ページ、
64～69ページのポーズは
動画で見られます。
〔ストレス解消ヨガ〕＃415 ／25分

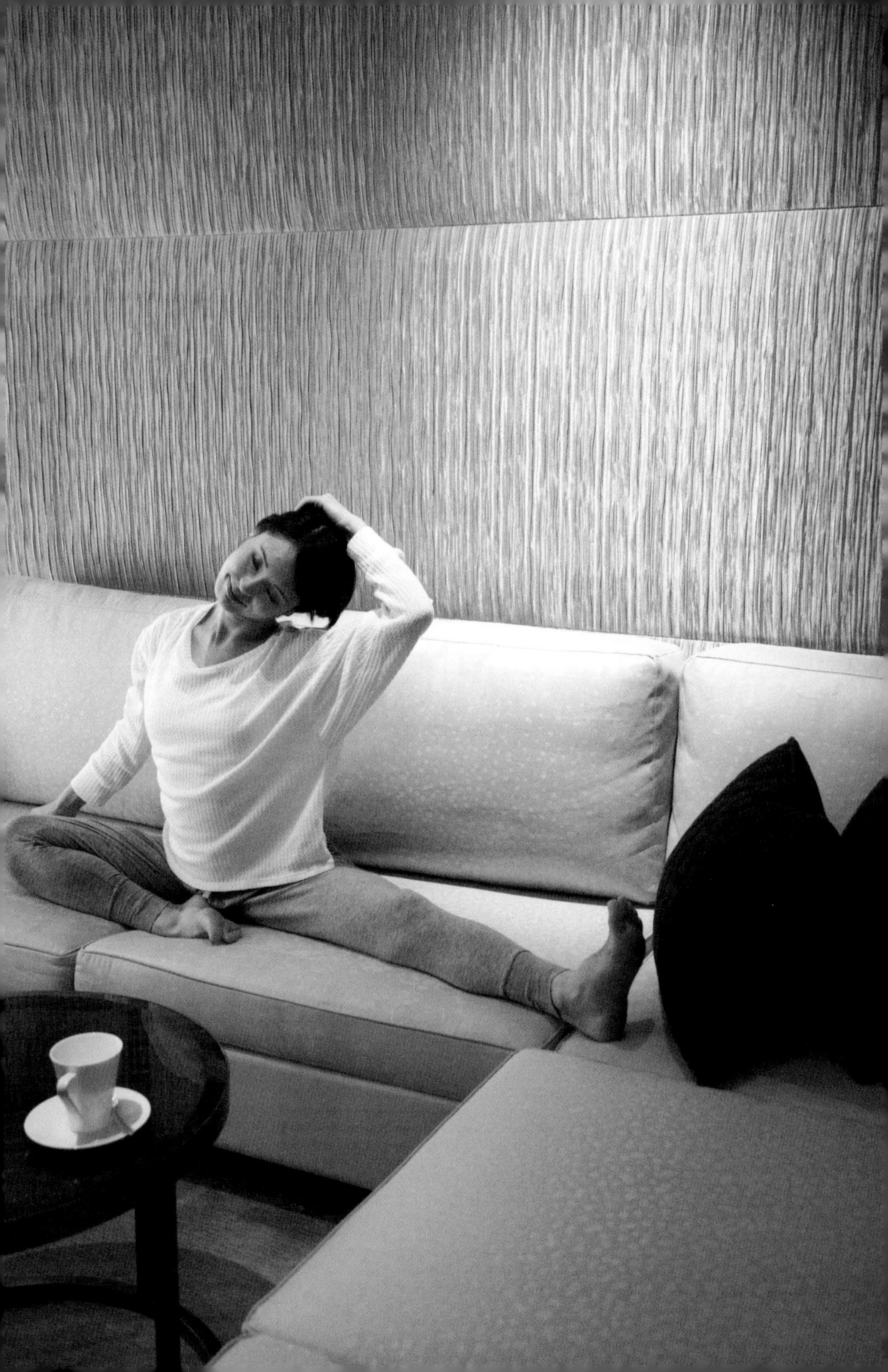

胸を開いて呼吸を深める

introduction

職場での人間関係、パートナーや子ども、親などの家族関係、コロナ禍による環境の変化などで、私たちの心や体には知らず知らずのうちにストレスがたまっています。もちろん私も例外ではありません。

ストレスがたまると、体がこわばり、背中は丸まりがち。うつむきがちになるので、首もこりやすく、体に不調が出やすくなります。

そこで、この章では、胸を開いて呼吸を深めるポーズを中心にご紹介します。呼吸が深まれば、全身の血流がよくなり、脳までスッキリ。そうすると、心に抱えたモヤモヤやイライラ、焦り、不安といったネガティブな感情が自然に消えていきます。ぐっと胸を開くと前向きな気持ちになるので、ウツウツとした気分からも抜け出しやすくなるでしょう。下を向くポーズもまた、内側に意識が向きやすく、副交感神経が優位に働きます。

胸を大きく開くポーズは「ハーフサドル」（P56）、「橋のポーズ」（P64）、「ワニのポーズ」（P66）です。これらはストレスによる不調が出やすい内臓の機能をととのえる効果も期待できます。「ハーフシューレース」（P54）、「ガス抜きのポーズ」（P58）は、リラックス効果抜群。乱れがちな自律神経のバランスを調節します。首こりや目の疲れを感じたら「首ストレッチと頭ツボ押し」（P68）を試してみましょう。脳がスッキリして思考がクリアになります。

ストレスがたまっているときは、心も体もいっぱいいっぱいで、ストレスがたまっていることにすら気づけません。ですから、いざ体を動かしてほぐすと、心の緊張もほどけて、いろいろとゆるみます。これらのヨガをしたあとに「涙が出てきました」という人が多いのも納得ですね。

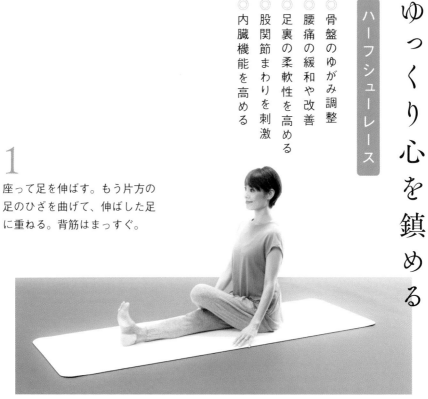

ゆっくり心を鎮める

ハーフシューレース

◎骨盤のゆがみ調整
◎腰痛の緩和や改善
◎足裏の柔軟性を高める
◎股関節まわりを刺激
◎内臓機能を高める

1

座って足を伸ばす。もう片方の足のひざを曲げて、伸ばした足に重ねる。背筋はまっすぐ。

2

ひざをひとつに重ねたまま前に体を倒す。ひじは床につける。反対側も行う。

腰から背面の力を徐々に抜いていく

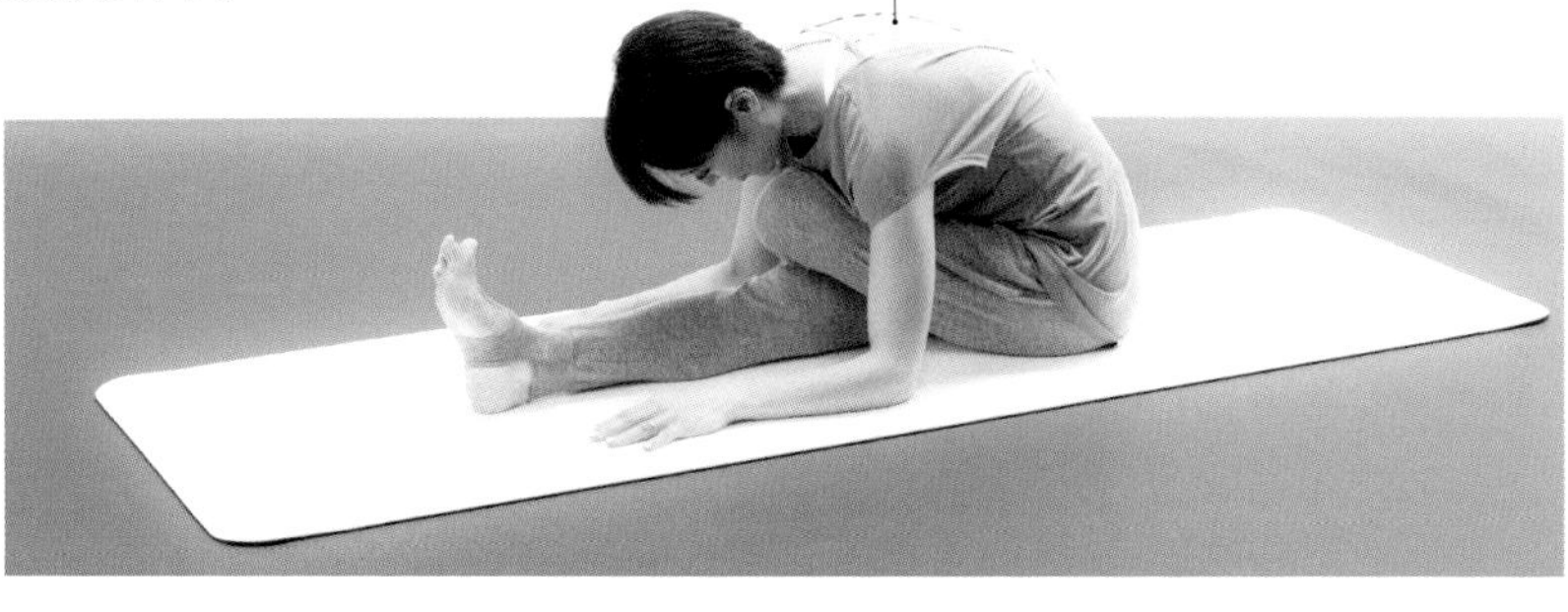

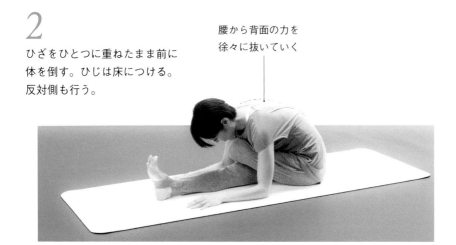

両足のひざを重ねて体を前に倒すポーズ。下を向いてゆっくり呼吸するので、
副交感神経を優位にします。
足裏も伸びるので、足の冷えやむくみの改善も期待できます。

EASY

1

ひざを折りたたんで重ねるのがきつい人は、足を前に伸ばして重ねる。

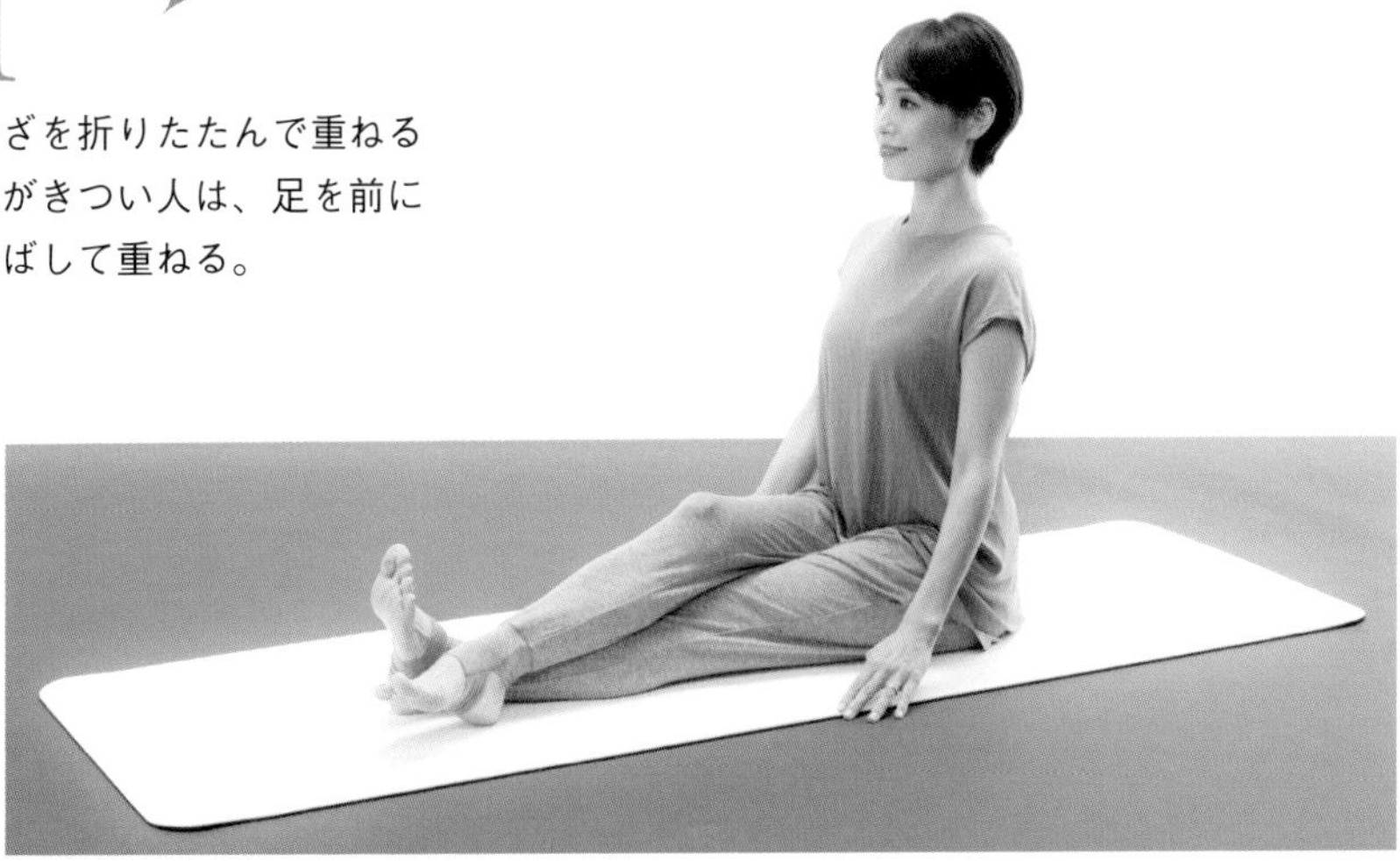

2

全身の力を抜くイメージで前屈する。ひじはつきやすいところにつければＯＫ。

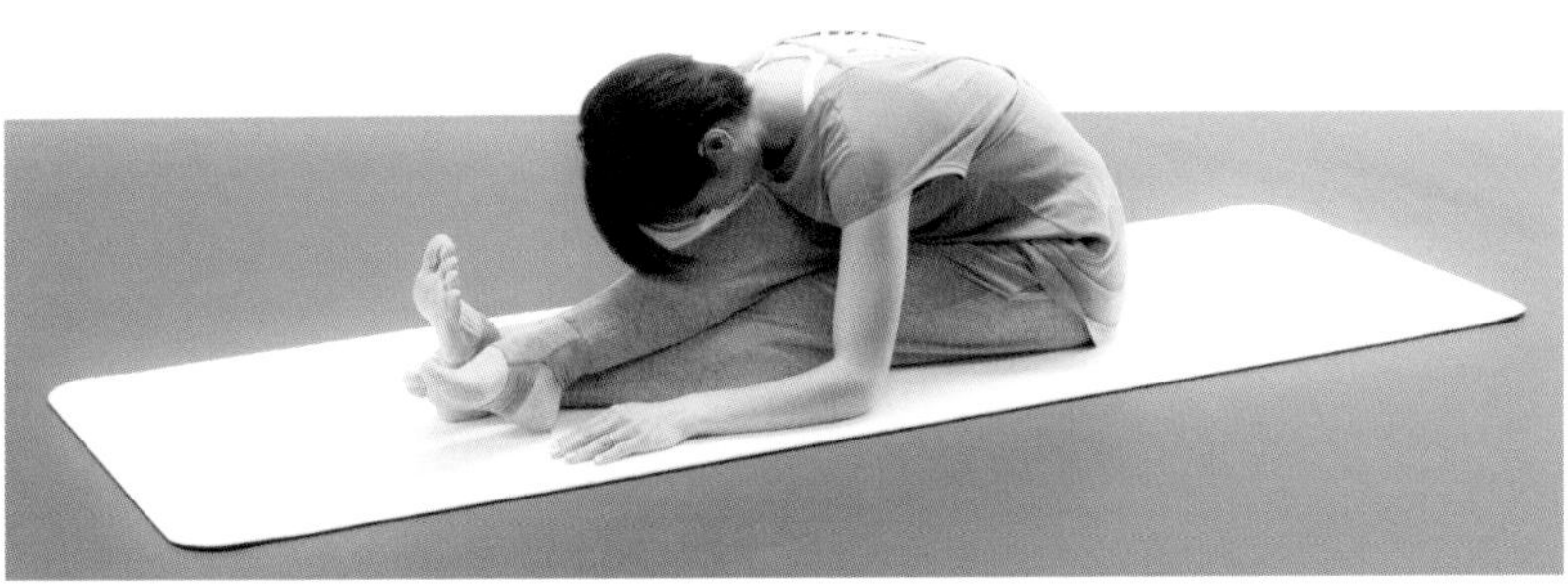

胃の不快感がスッキリ

ハーフサドル

◎消化機能を高める
◎足の疲れをとる
◎骨盤のゆがみ調整
◎呼吸機能を高める
◎ストレス解消

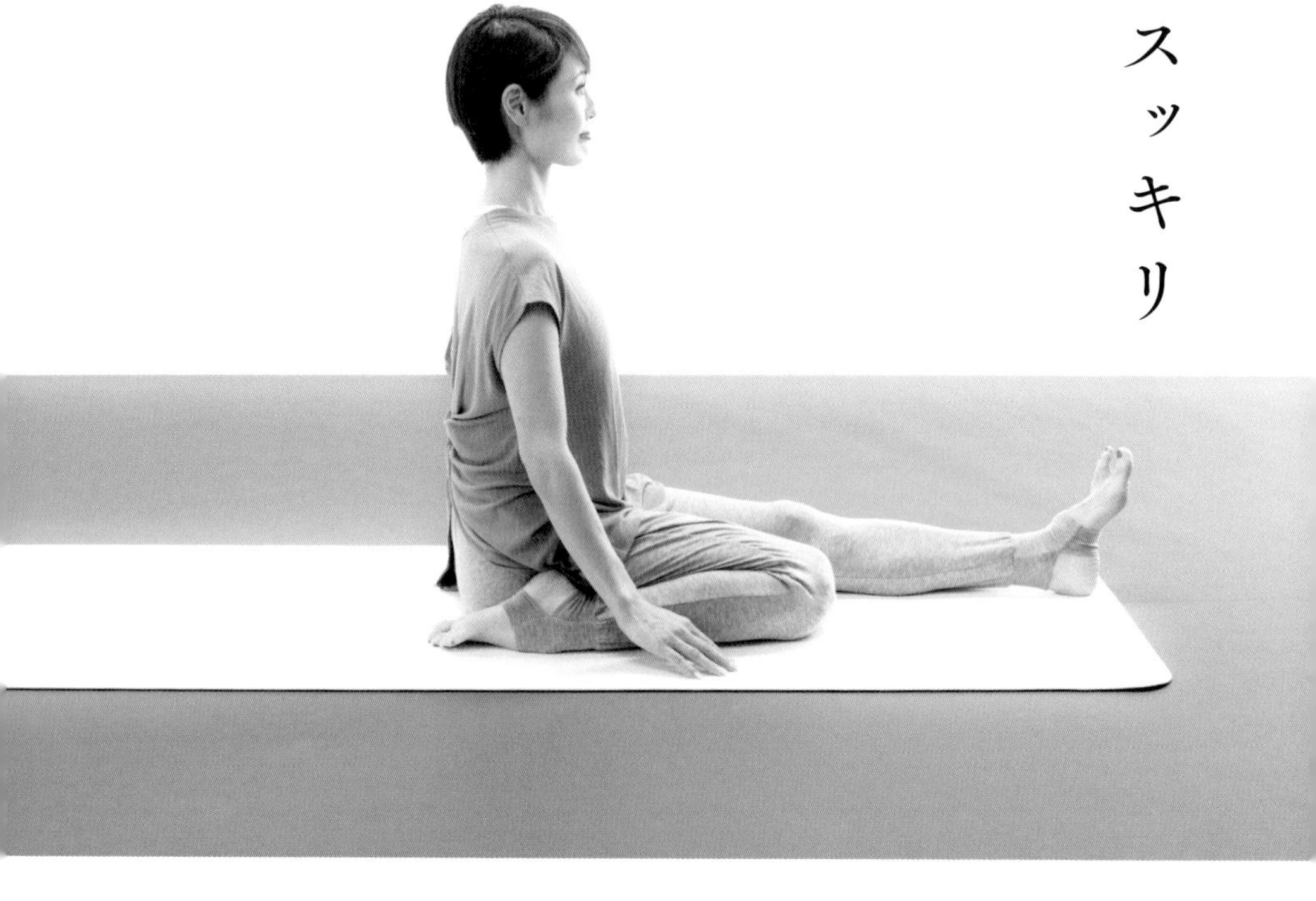

1 座った姿勢で片方の足を前に伸ばし、もう片方の足は折り曲げて、おしりの外側に出す。

ももの前側を伸ばして、胃の経絡《けいらく》を刺激することで、
胃腸の不調をととのえます。
胃にたまりやすい、ストレスや悩みなど、
ネガティブな感情も手放せるはず。

2

足首は伸ばしたまま、あおむけになり呼吸しながら前ももを伸ばす。

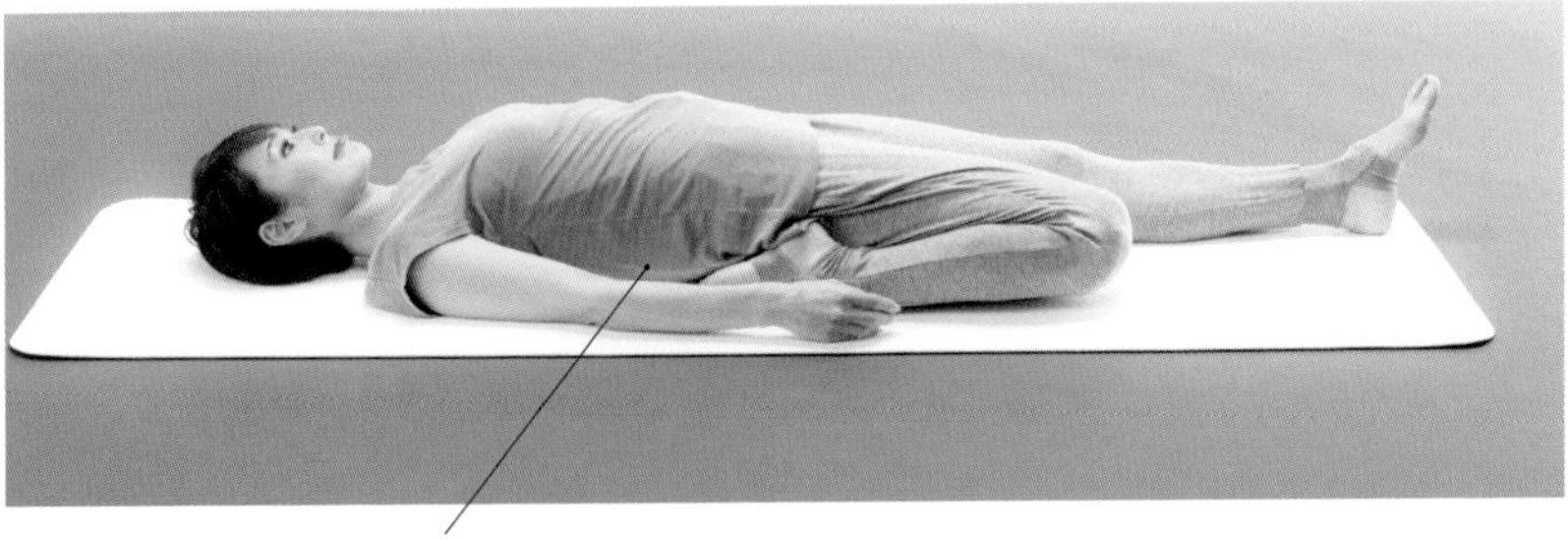

腰が反る場合は、
背中の後ろにクッションを敷く

3

手は自然な位置でＯＫ。上に上げると、胸が広がり、よりリラックス感が高まる。

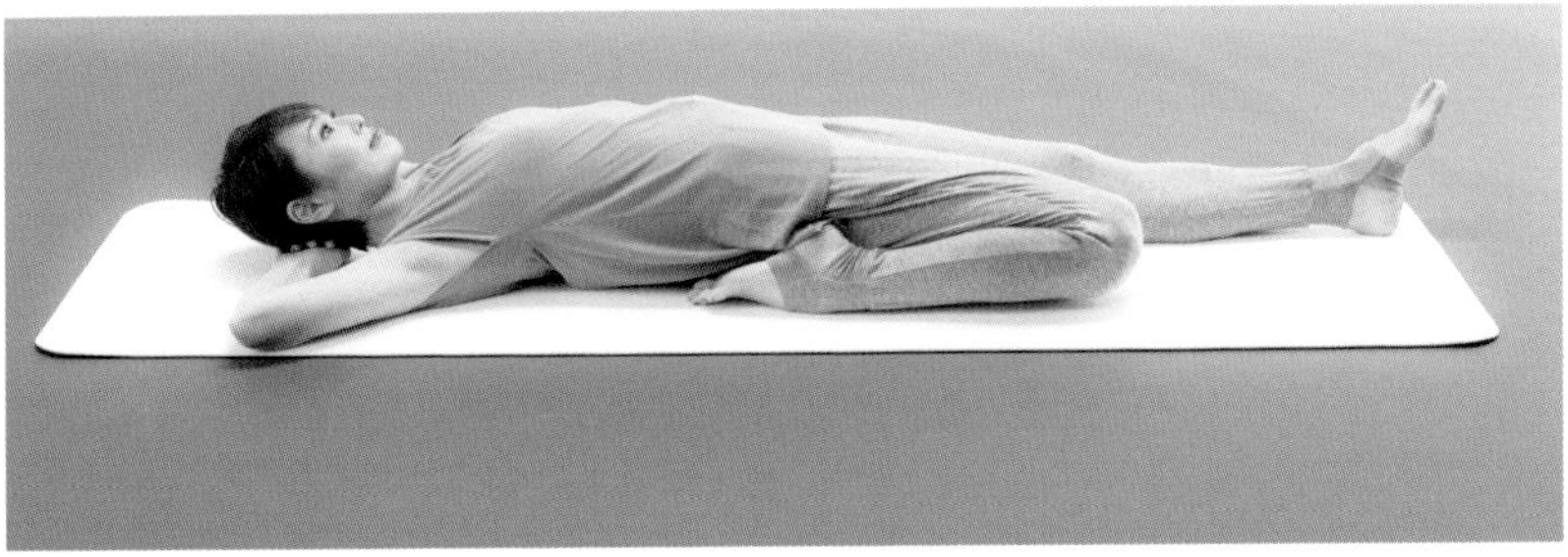

腸を刺激して便秘解消

ガス抜きのポーズ

◎内臓機能を高める
◎便秘解消
◎腰痛緩和
◎リラックス効果

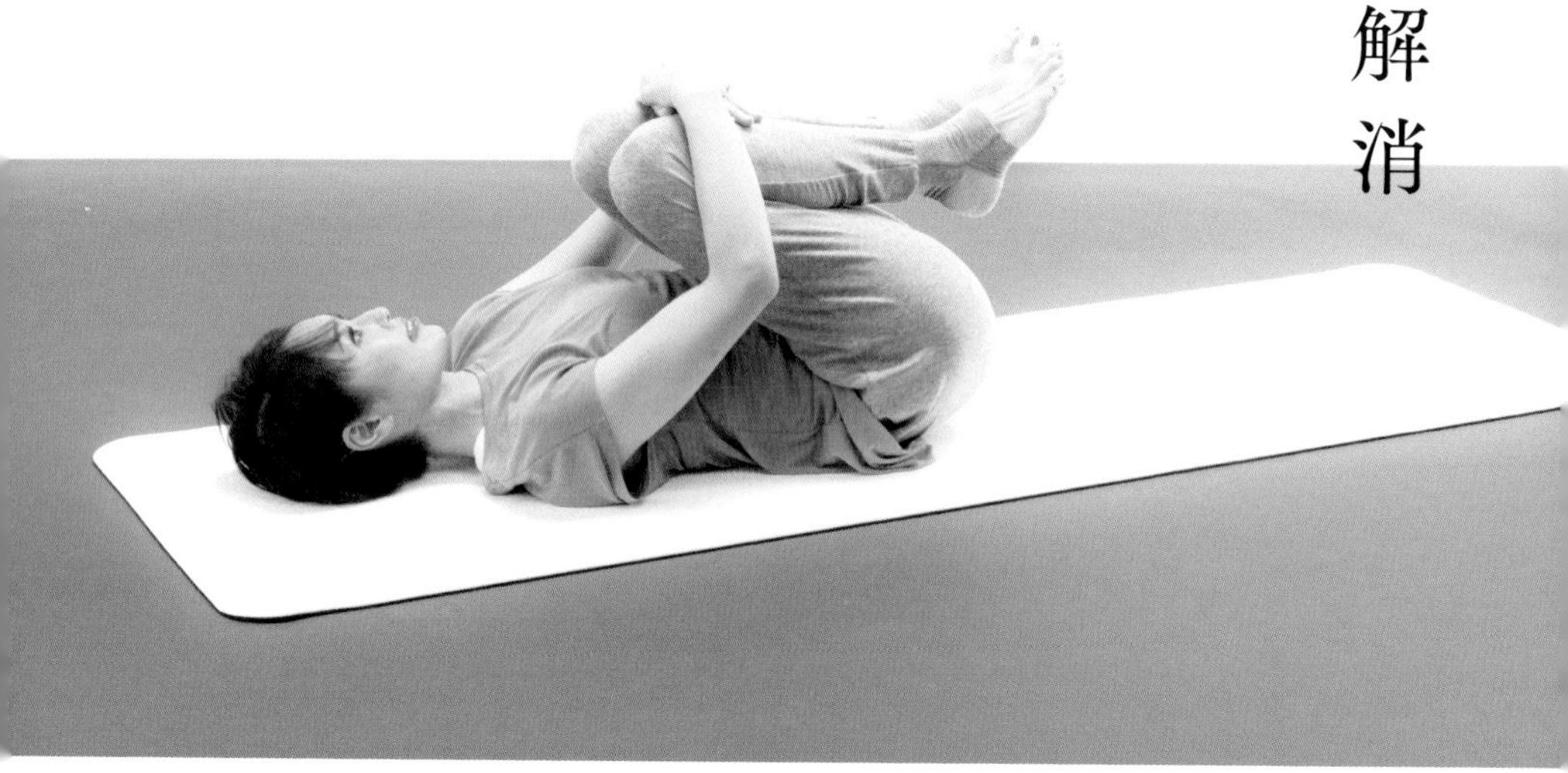

1 あおむけに寝て、両方のひざを両手で抱きかかえる。このましっかりと腹式呼吸をする。

ひざを抱きかかえることで、腸を刺激し、
たまっているガスの排出や便秘の解消を促します。
ゆったりとリラックスできる姿勢なので、
自律神経をととのえる働きも。

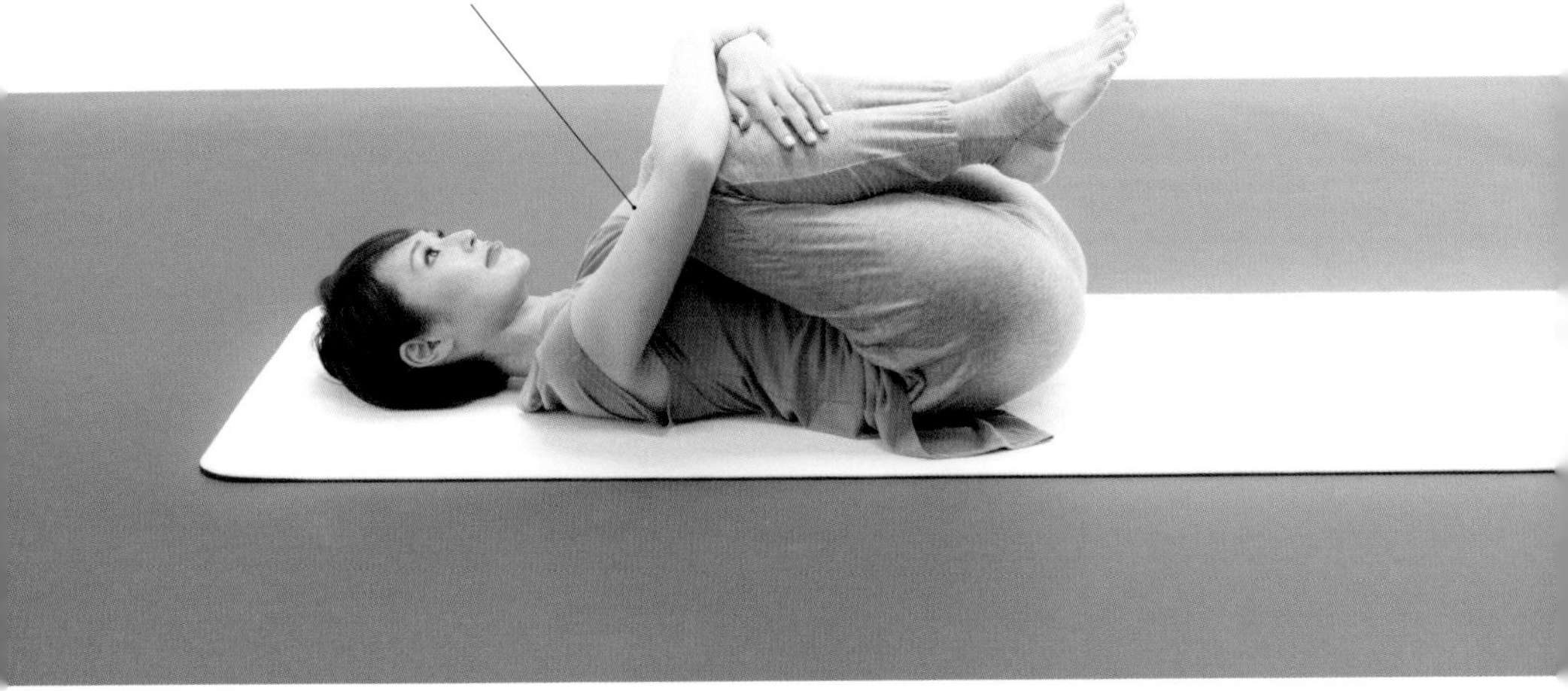

2 ももをおなかにつけて、呼吸に意識を向ける。左右に揺らして腰まわりの緊張を抜くのも◎。

Mariko流ストレス解消法①

モヤモヤしたら走る!

気持ちがモヤモヤしたときは、汗をかくとスッキリします。おふろで汗をかくのも大好きですが、もうひとつ欠かせないのがランニングです。

私が走るのは、たいてい娘を保育園に送り出したあと。近所のスポーツジムに行き、ランニングマシンを利用します。最初は早歩きから始まり、いけそうかなと思ったら、スピードを上げて、そのまま走ります。そして、ちょっと疲れたらスピードを落として早歩きにします。これで、週3回ほど1時間かけて10km走っています。

外を走るのもよいですが、マシンなら日焼けも避けられるし、なんといっても数値が見えるのがいい。面倒なときも、とりあえず30分だけ走ろうとか、この数値まで頑張ろうって、モチベーションアップになるんです。

もともと走り始めたのは、スポーツジムのインストラクターとしての体力づくりのため。最初は1時間も走れませんでしたが、だんだんと走れるようになりました。今はランニングなしの生活は考えられません。自分の機嫌をとるために走る、という感じですね。

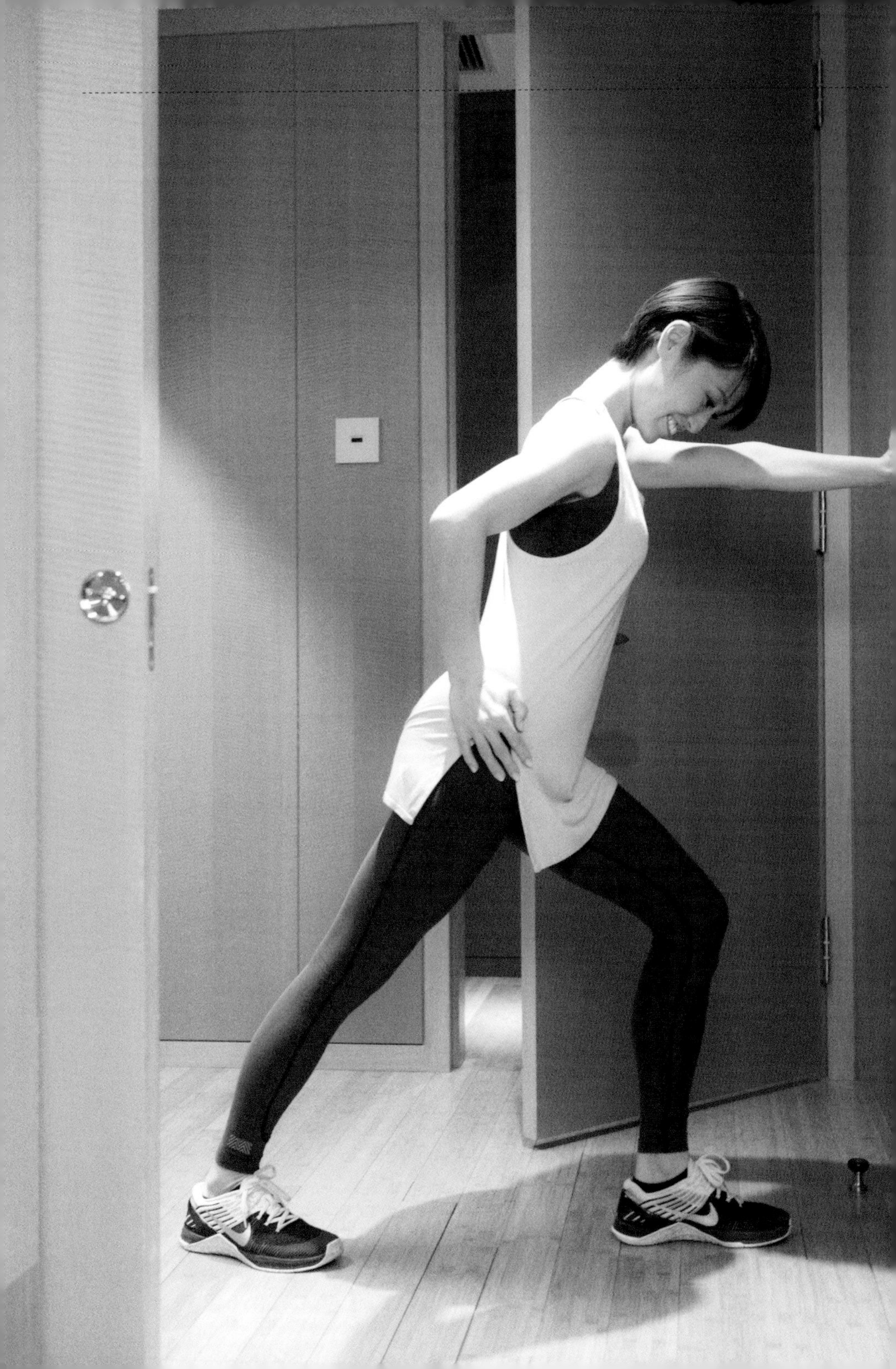

Mariko流ストレス解消法②

旅で気分転換

旅は、いつも夫のトモヤと5歳の娘の三人で。旅に出て、新しい土地で初めての経験をしたり、美しい景色や豊かな自然に触れたりすると、心身ともにリフレッシュできます。私たちの旅は、たいてい撮影を兼ねていますが、そういう場所に出合えると思考がクリアになるので、いきなり「ここで撮影」となっても、けっこう動けるのです。北海道に行ったときのこと。阿寒湖で撮影しようとしたけれど霧で撮れず、あきらめて洞爺湖へ。湖畔から山に登ると景色がすごく雄大で、座位のポーズのつもりが、急遽《きゅうきょ》立位のポーズも入れることに。やはりダイナミックな景色に出合うと、動きもダイナミックになるんだなと感じました。

旅の荷物は、いつも多めです。必ず持っていくのは、足裏をほぐすゴルフボールと石。石はたまたまタイのホテルで見つけたものですが、転がらないので飛行機の中で使うのに便利なのです。そのほか紫外線よけの日傘、好きな飲み物を入れるタンブラー、サプリメント、ヨガマットなど。旅先では、すぐに撮影できるように、ヨガウエアやサンダルで過ごすことが多いですね。

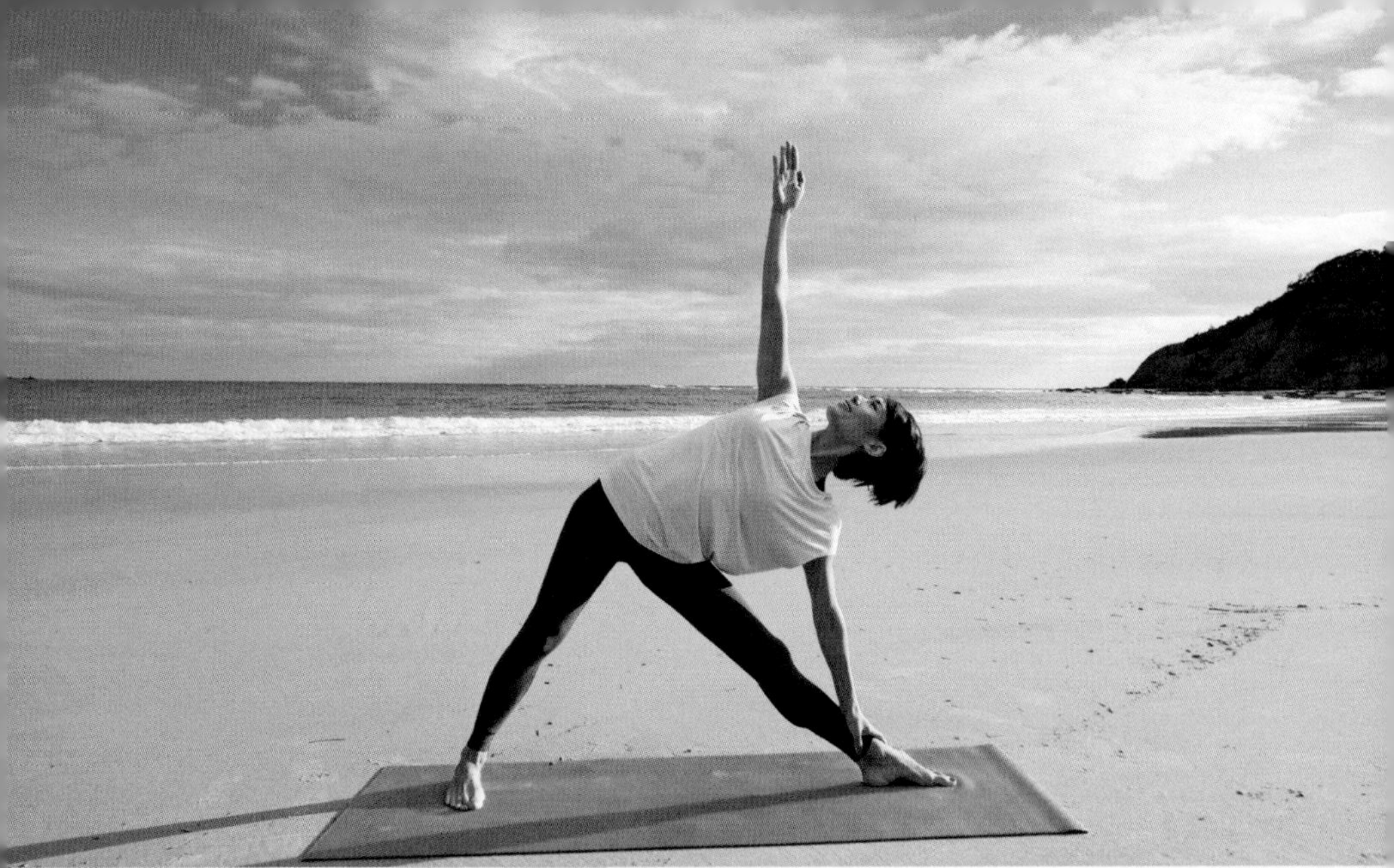

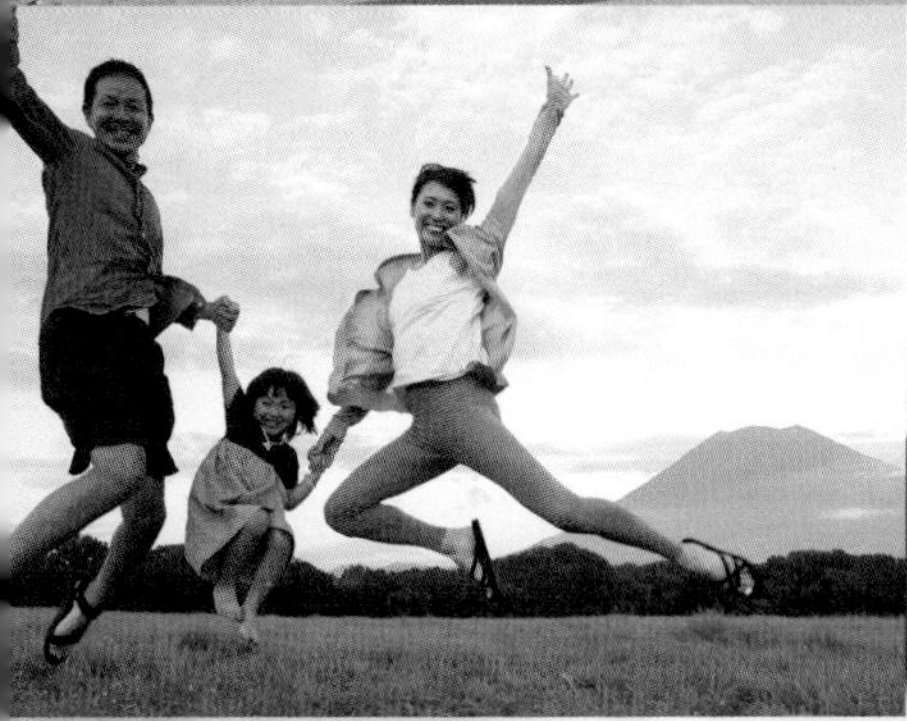

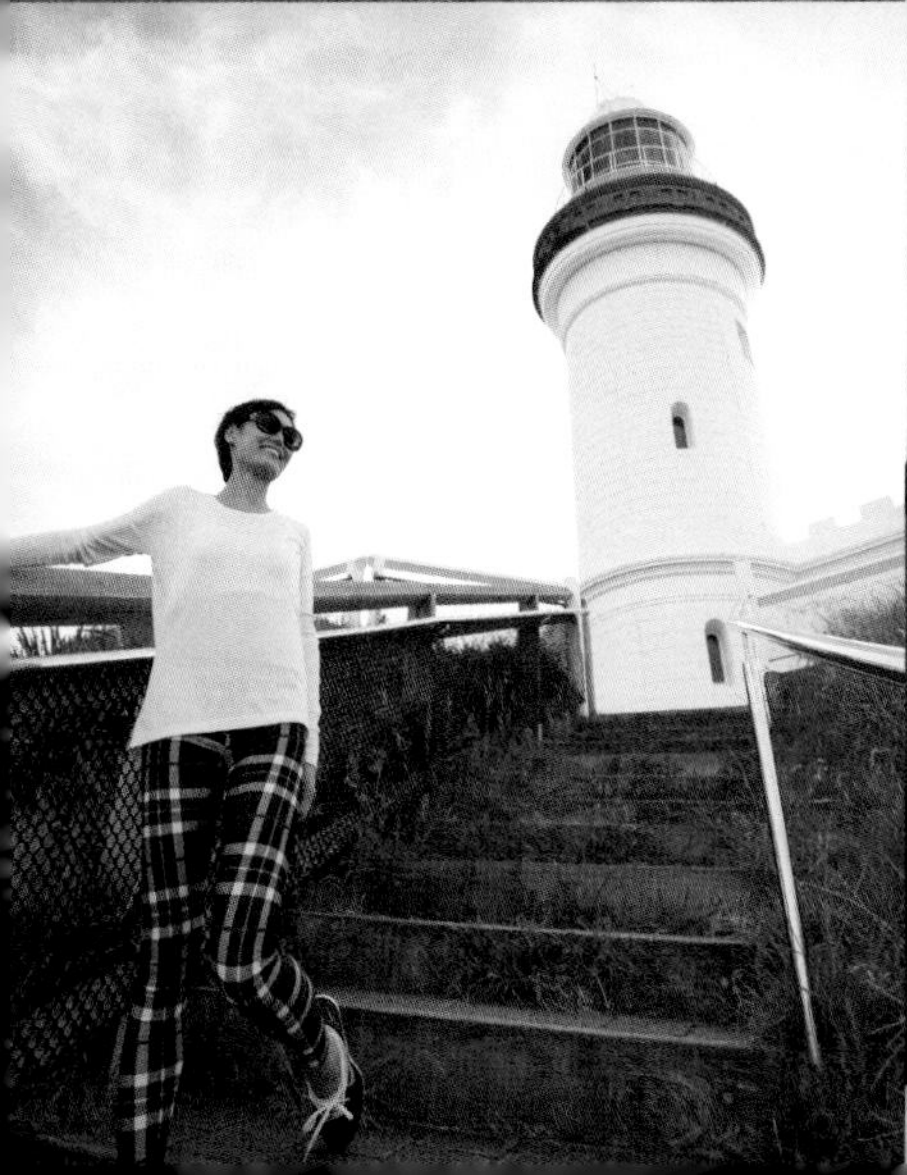

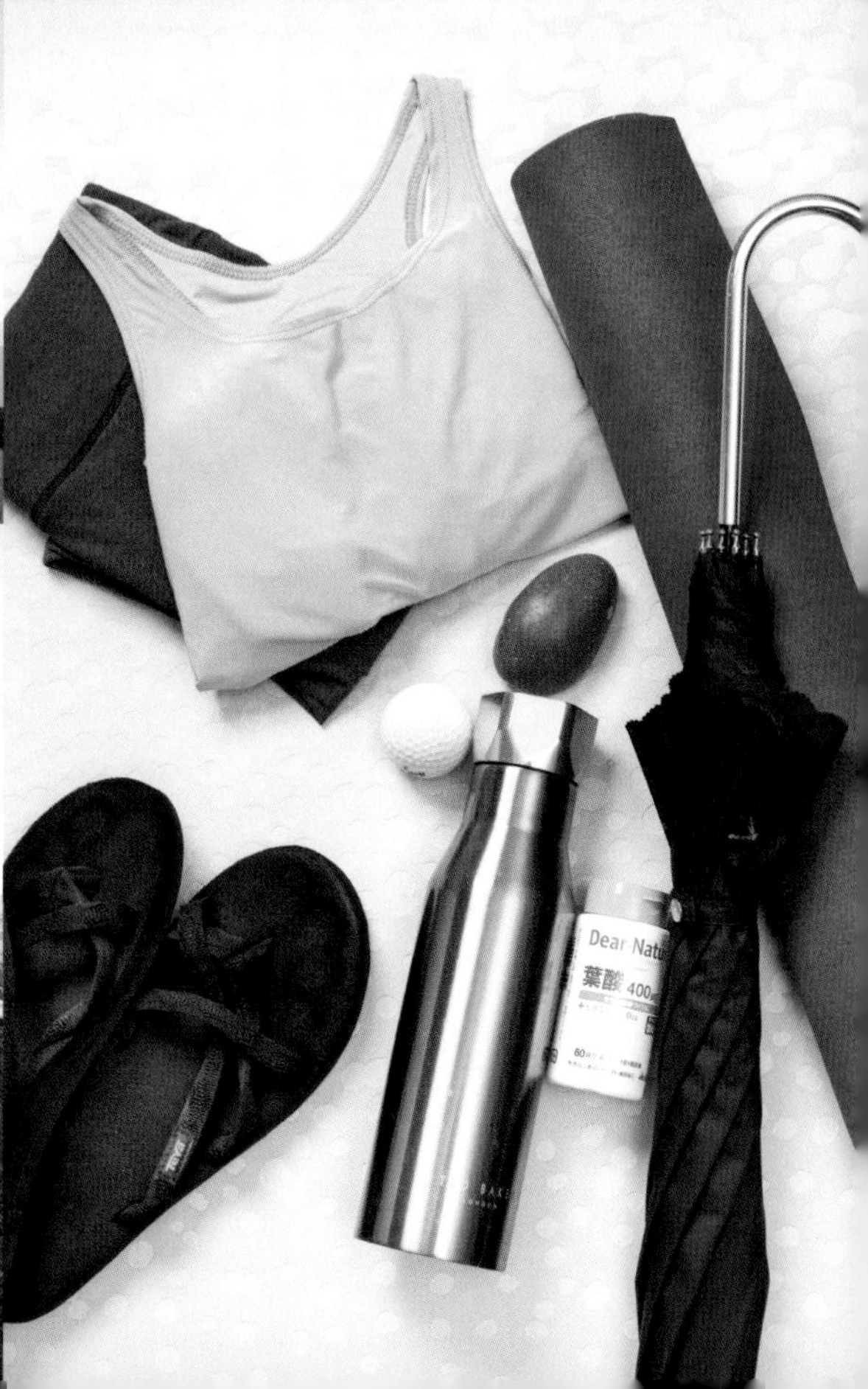
Dear Natu
葉酸 400

骨盤を上げて猫背改善

橋のポーズ

◎骨盤・背骨のゆがみ調整
◎呼吸機能が高まる
◎自律神経をととのえる
◎姿勢改善
◎ヒップアップ&バストアップ

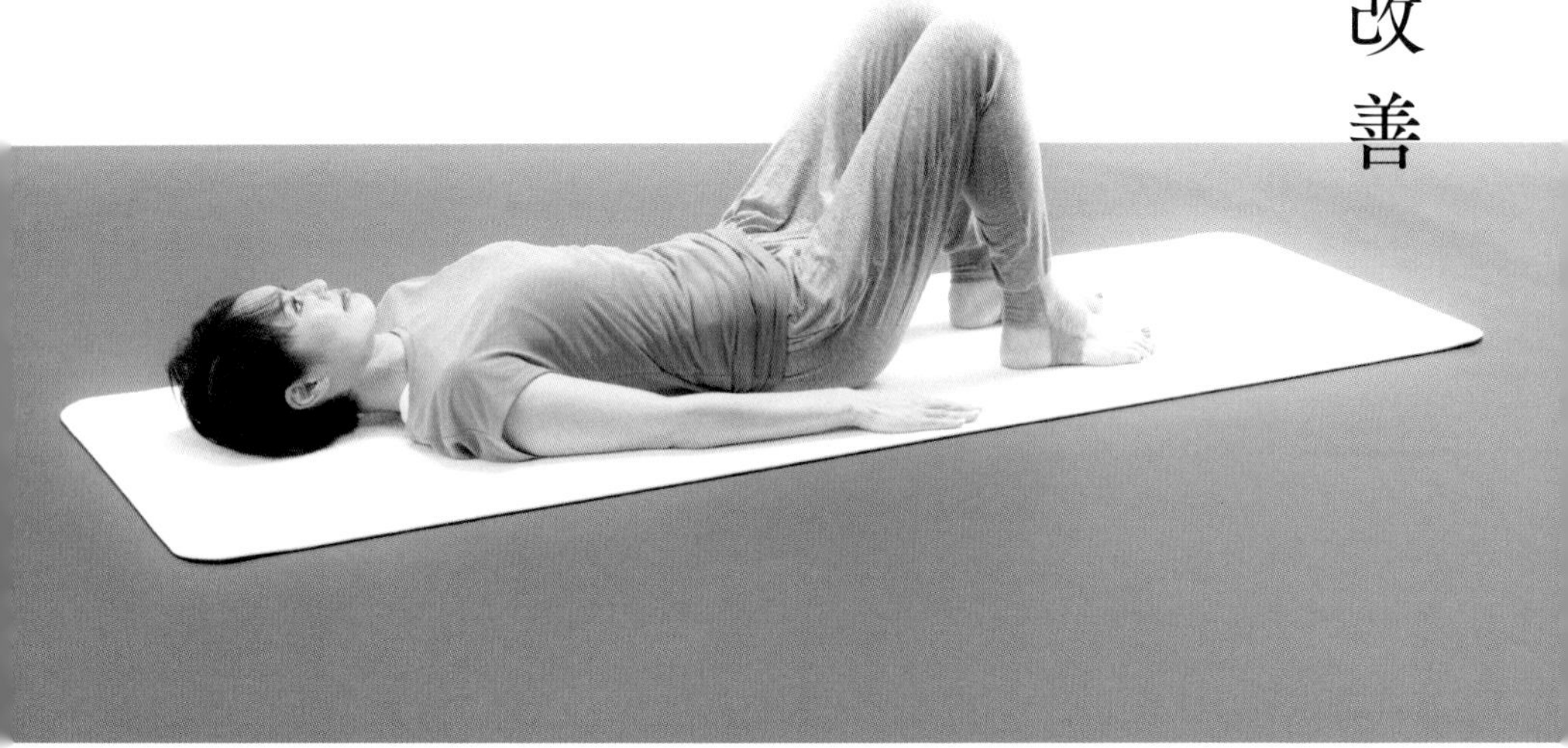

1 あおむけに寝て、足は腰幅に開き、両ひざをまっすぐに立てる。手は下に向けて、体の横に自然に置く。目線は天井に。

骨盤をしっかりと持ち上げて骨盤や背骨のゆがみを調整します。
背骨を刺激して胸を広げることで、呼吸機能がアップし、
自律神経の働きがととのいます。

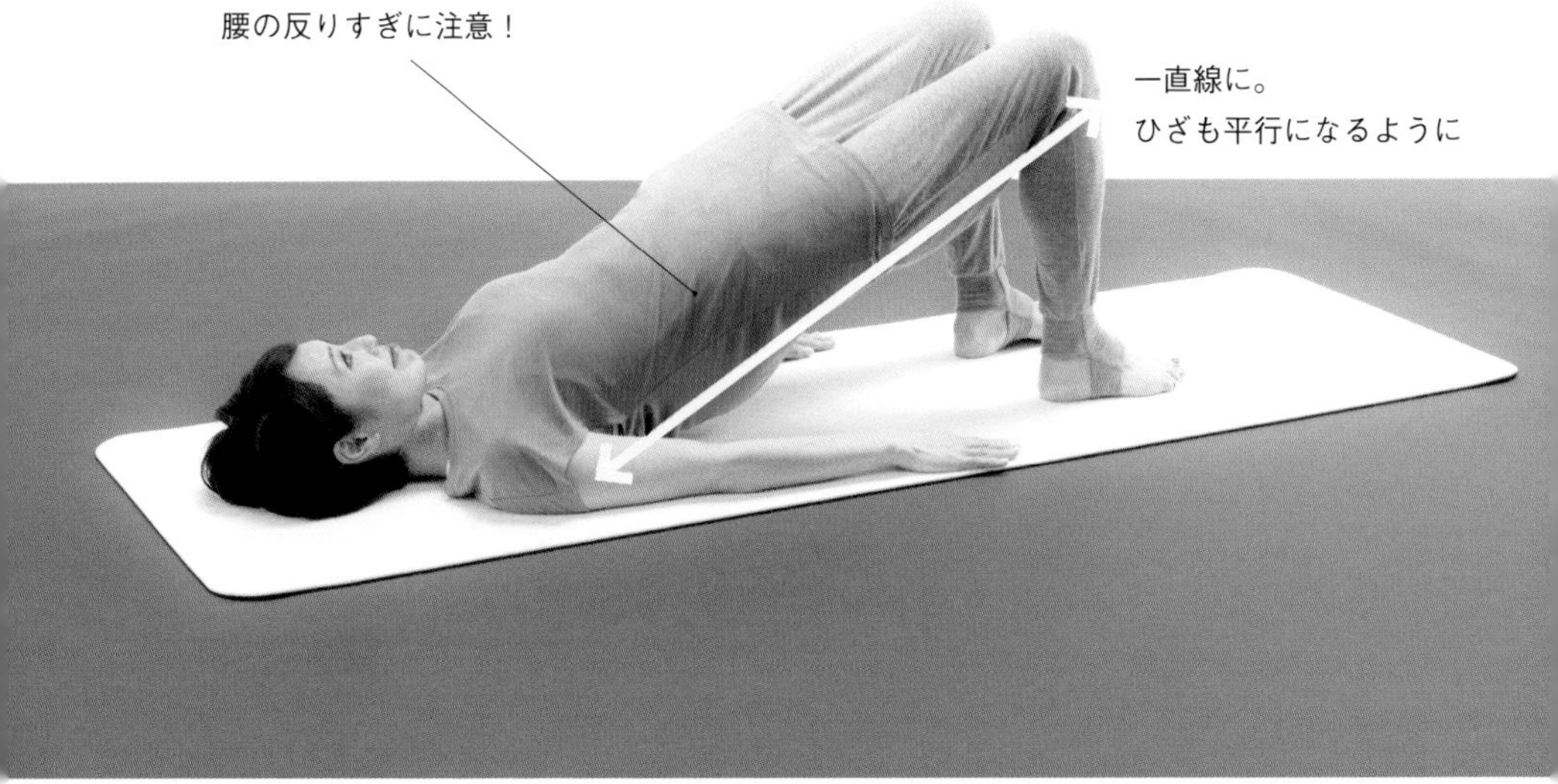
腰の反りすぎに注意！
一直線に。
ひざも平行になるように

2 両足で踏みこみ、骨盤を持ち上げる。反りすぎると腰を痛めるので、反らずに体を伸ばして。

体をひねって腰痛予防

ワニのポーズ

◎内臓機能を高める
◎腰痛の改善と予防
◎背骨や骨盤のゆがみ調整
◎自律神経をととのえる

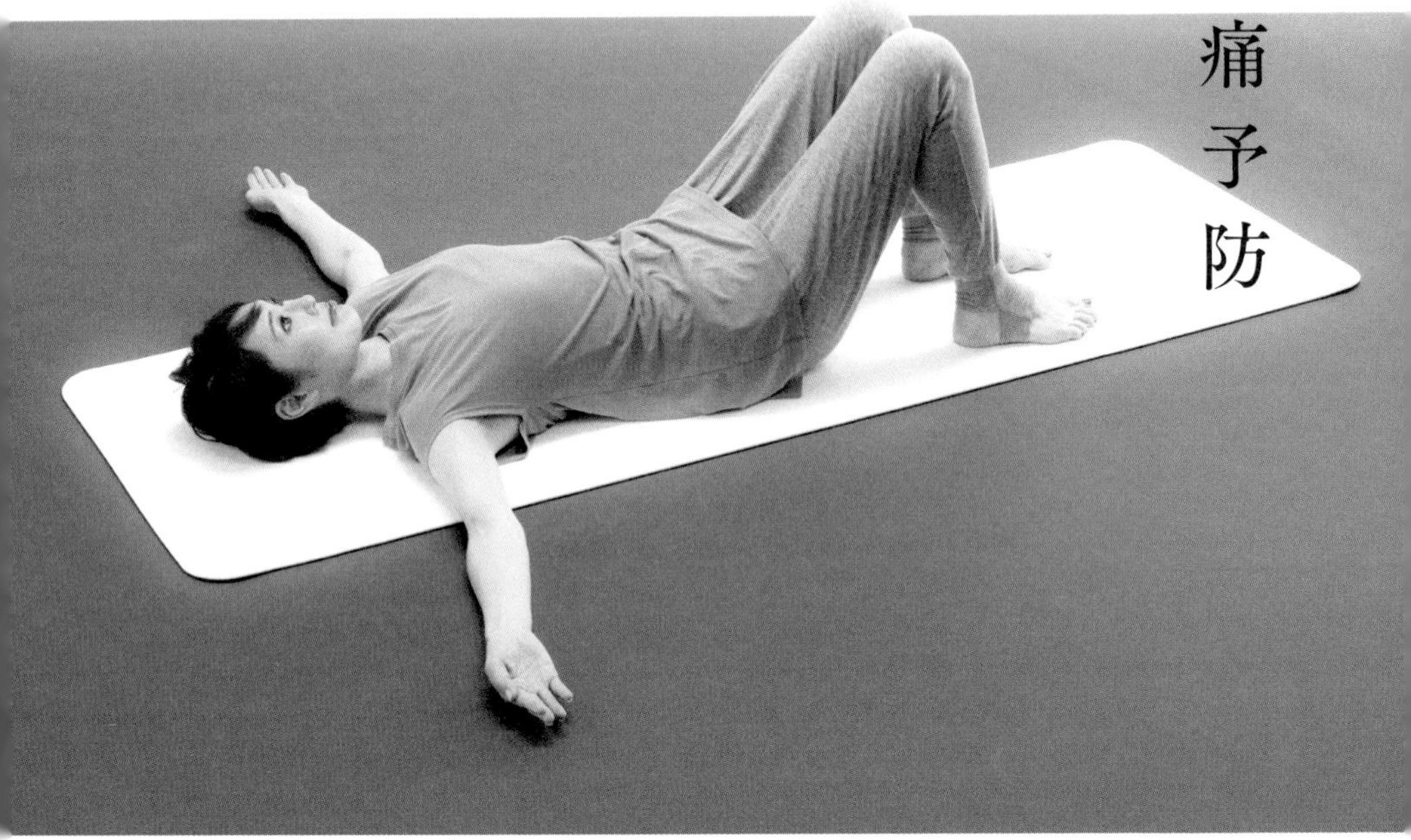

1 あおむけに寝て、両ひざを立てる。
両方の手は左右にまっすぐ伸ばす。
目線は天井に。

上体をねじって、腰まわりの力をゆるめるポーズ。
腸の働きが活性化されるほか、腰痛の改善や予防、
背骨や骨盤のゆがみ調整、姿勢改善など、
よい効果がたくさん望めます。

2 呼吸をしながら、上体をねじる。倒した足の
反対側に顔を向けると、首のこりがとれる。

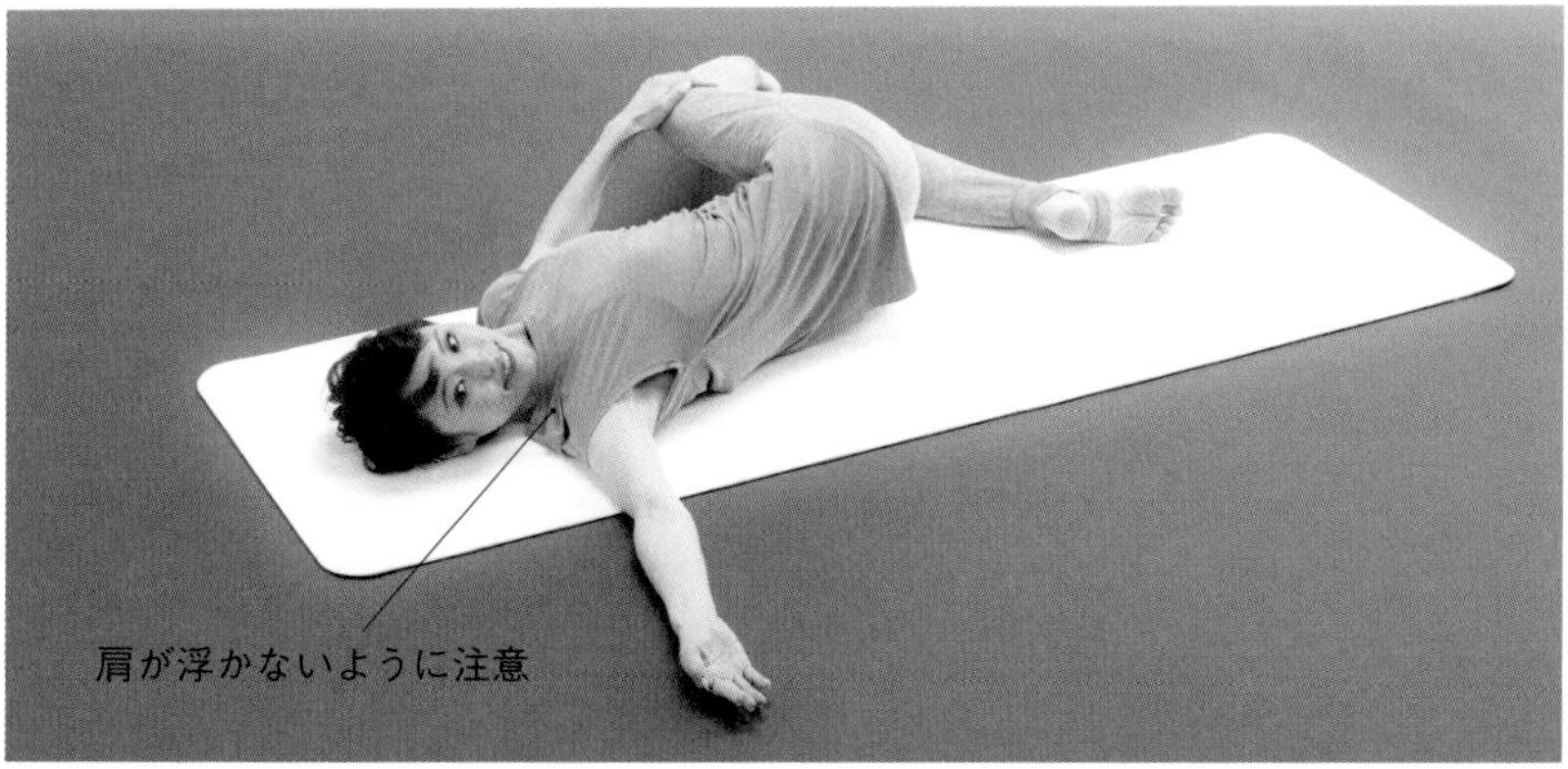
肩が浮かないように注意

3 反対側も行う。両方の肩が床についていれば、
倒した足のひざは床につかなくてもＯＫ。

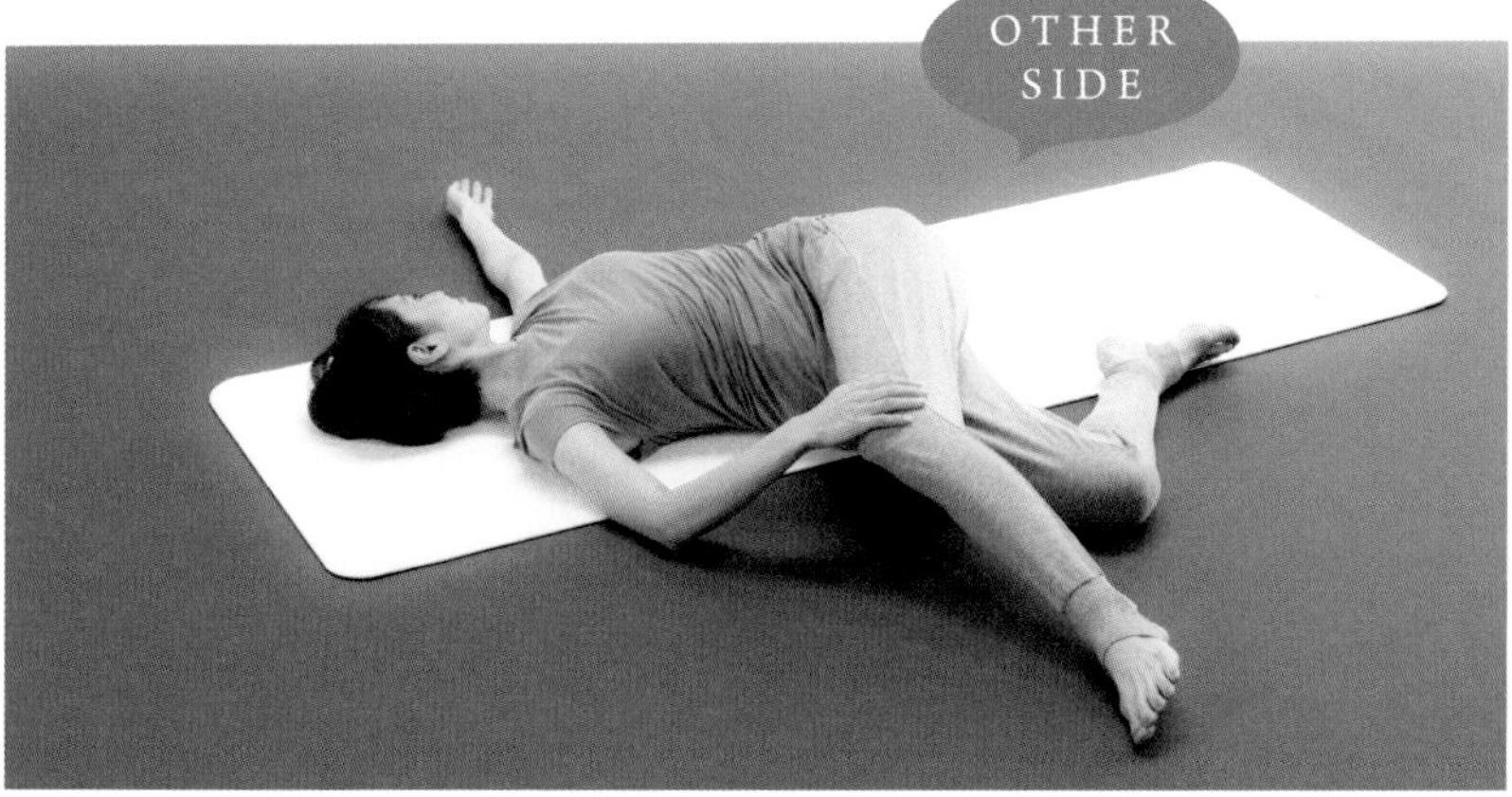
OTHER
SIDE

目の疲れや首こりに

首ストレッチと頭ツボ押し

◎首こり解消
◎目の疲れや頭痛の改善
◎思考をクリアにする

頸椎《けいつい》をストレッチすることで、
首こりを解消します。
指に頭を預けてやさしく
マッサージすると脳がスッキリ。
日中、デスクワークの合間に
座ったまま行うのもおすすめです。

1 あおむけに寝て、足をまっすぐに伸ばす。両手を頭の後ろに当て、首を丸めるように起こす。

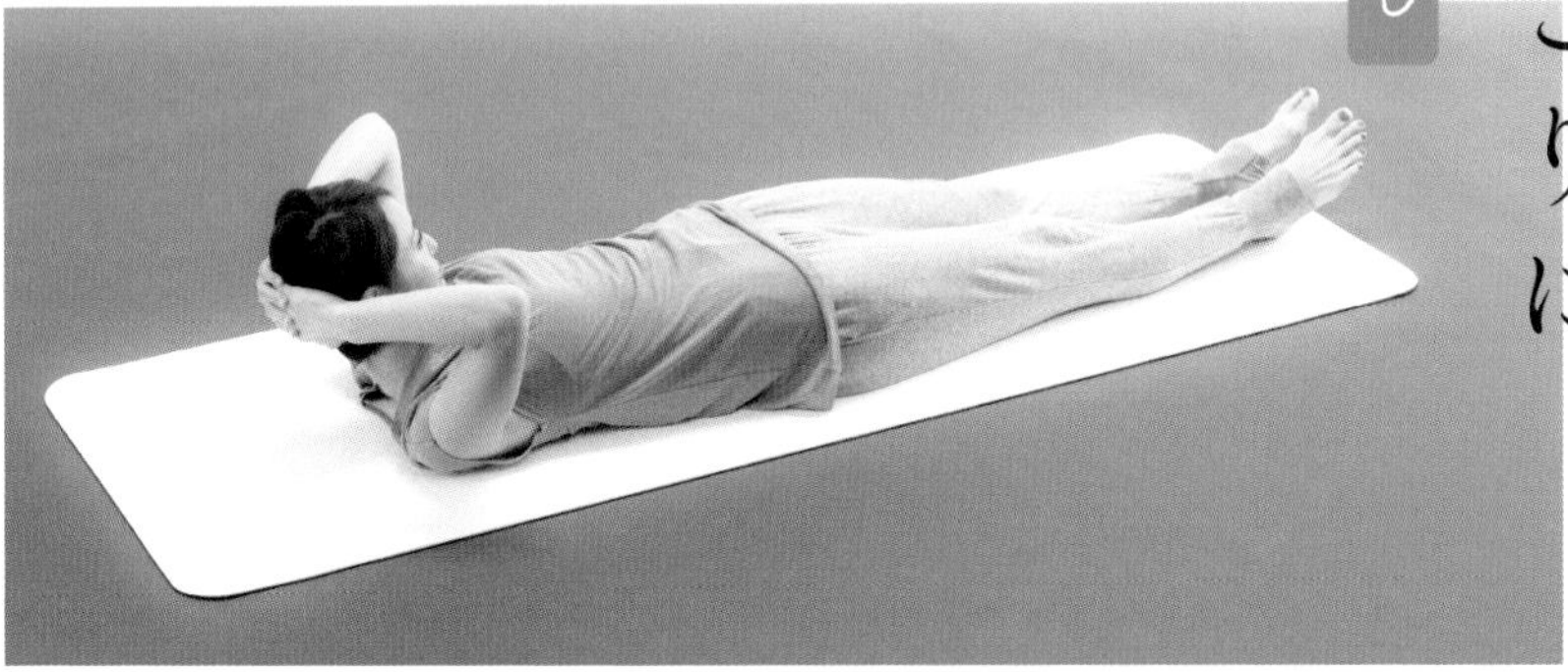

2 そのまま首を右側に揺らす。気持ちよく伸びたら、顔の向きを変えるなどして角度を調節。

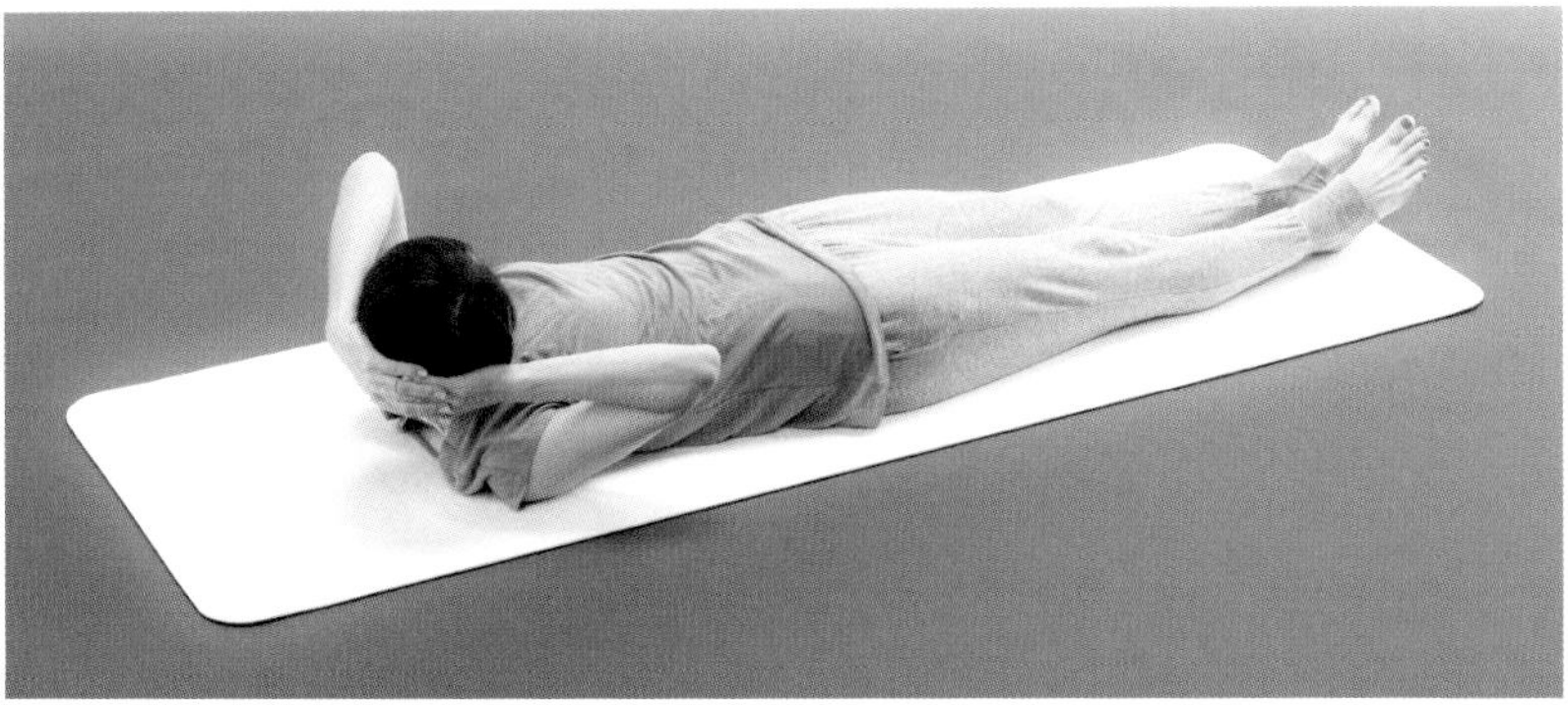

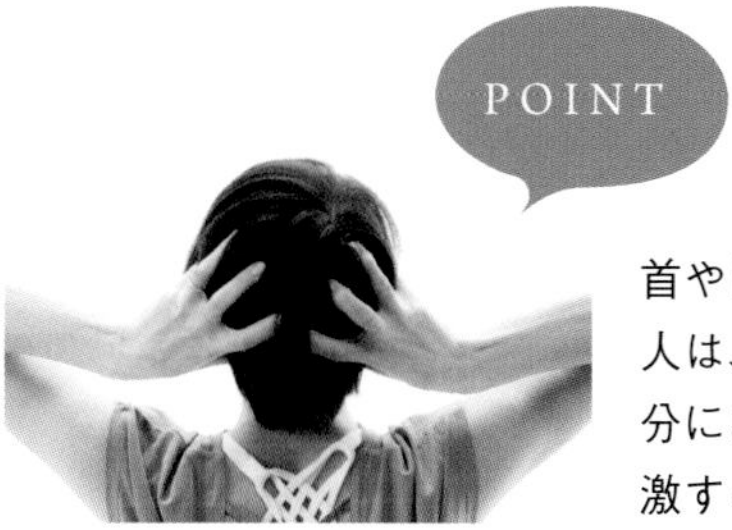

首や目の疲れが気になる人は、うなじの凹んだ部分にあるツボ、天柱《てんちゅう》を刺激するとスッキリ。

3 そのまま首を反対側に揺らしてストレッチ。顔まわりを動かして、ここちよい位置を探して。

伸ばしたままでも曲げてもＯＫ

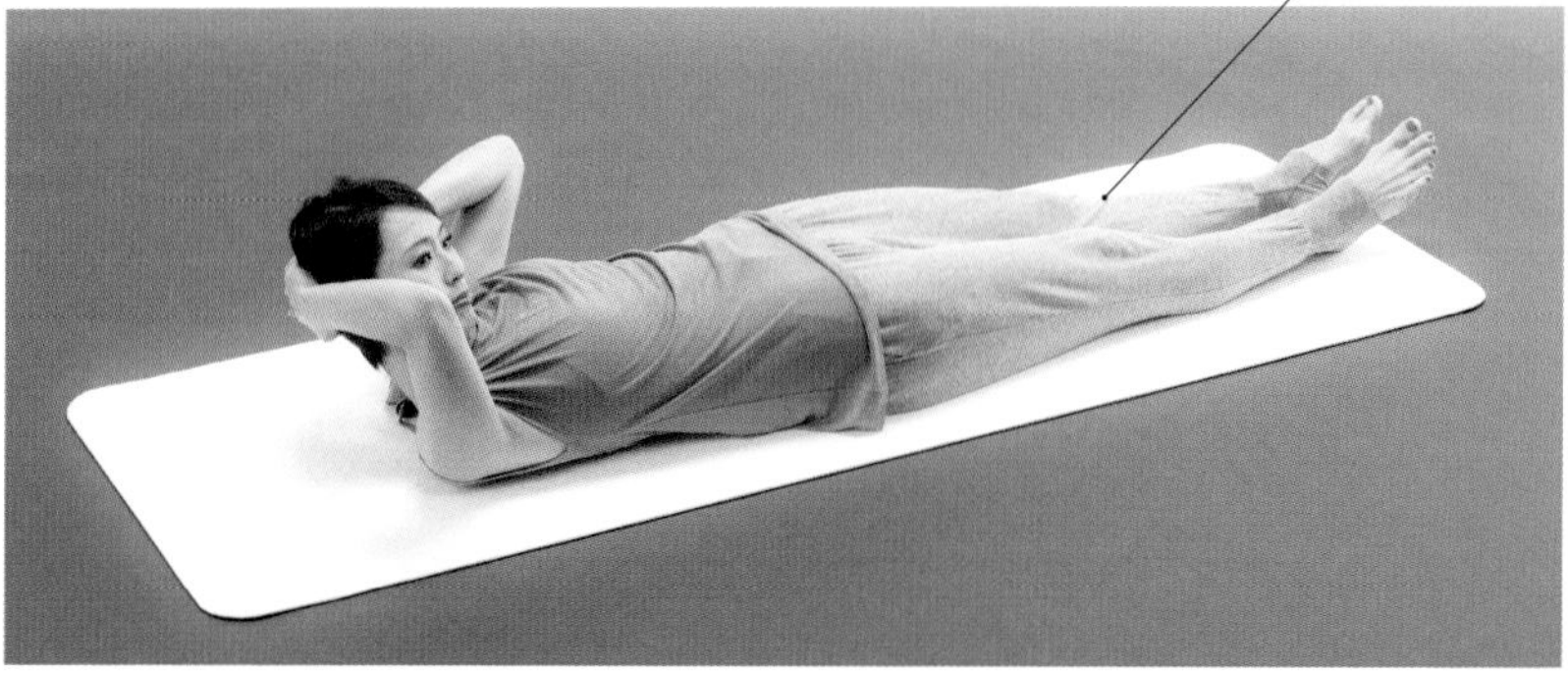

4 指に頭を預けて、やさしく頭皮をマッサージ。まんべんなく押していく。目を閉じても。

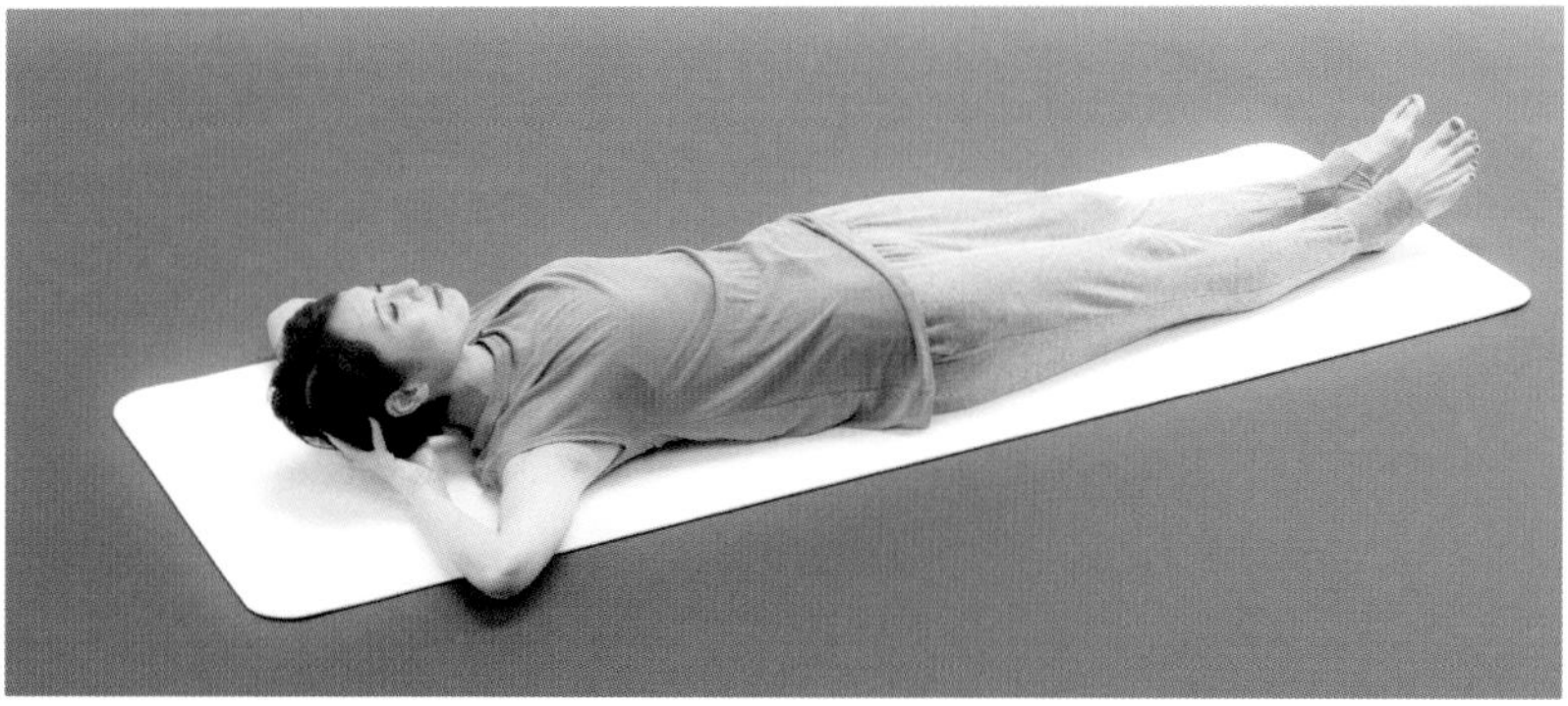

食事のこと

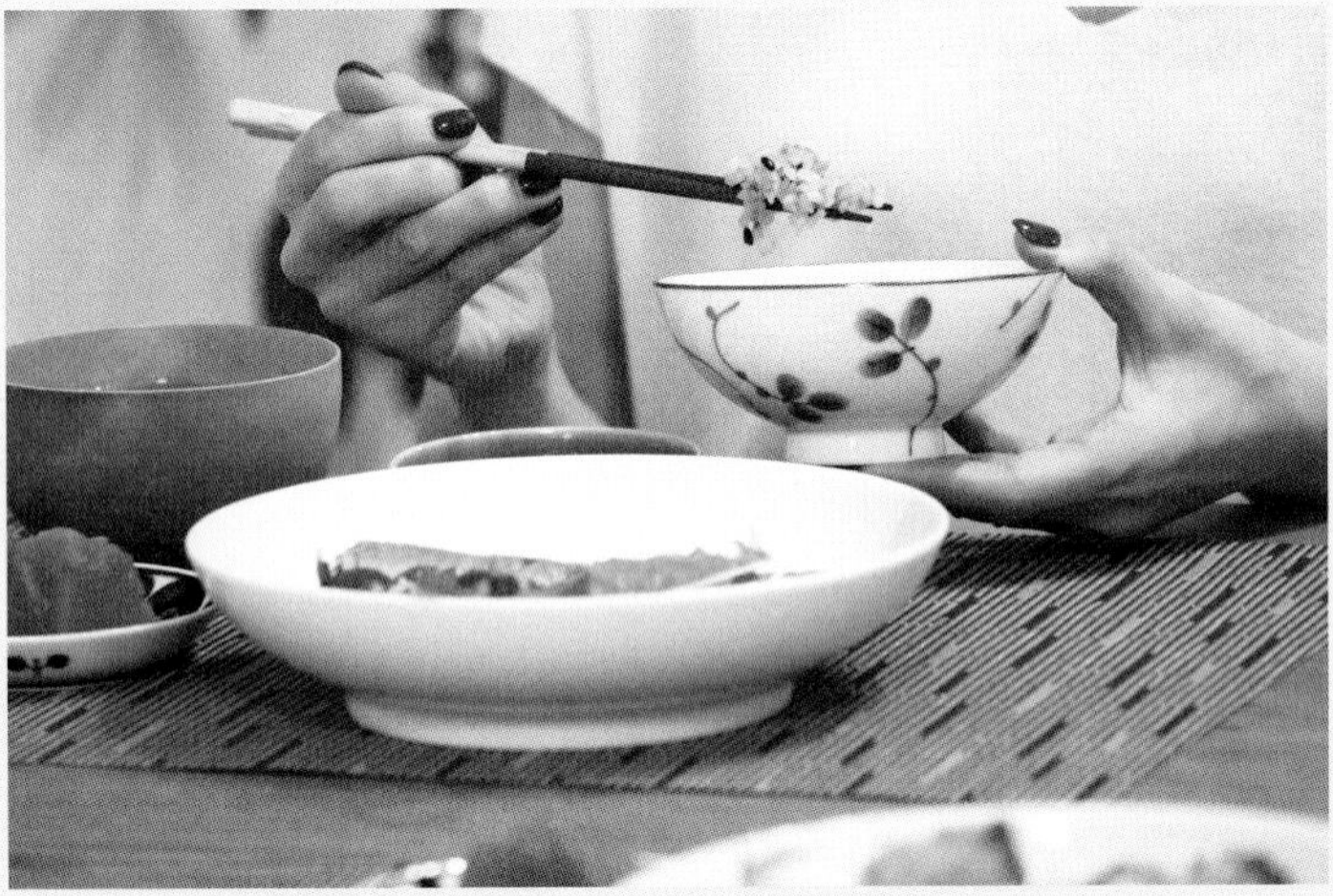

夕食は就寝の3時間前にすませる

毎日の夕食は、基本的に就寝の3時間前にすませます。

胃の中に食べ物がたくさん残った状態で寝ると、消化器官は消化活動を続けるため、脳が興奮して寝つきが悪くなります。

また本来、睡眠時の体温は低くなりますが、内臓が動いていると体の内部の体温は高いまま。それによって睡眠も浅くなります。

それだけでなく夜間は消化のスピードが鈍くなるため、翌朝、胃もたれする恐れもあります。反対に、おなかが空《す》いていても、脳が覚醒して眠れなくなります。そう考えると、夕食は「消化のいいもの」を「就寝の3時間前にすませる」のがベストですね。

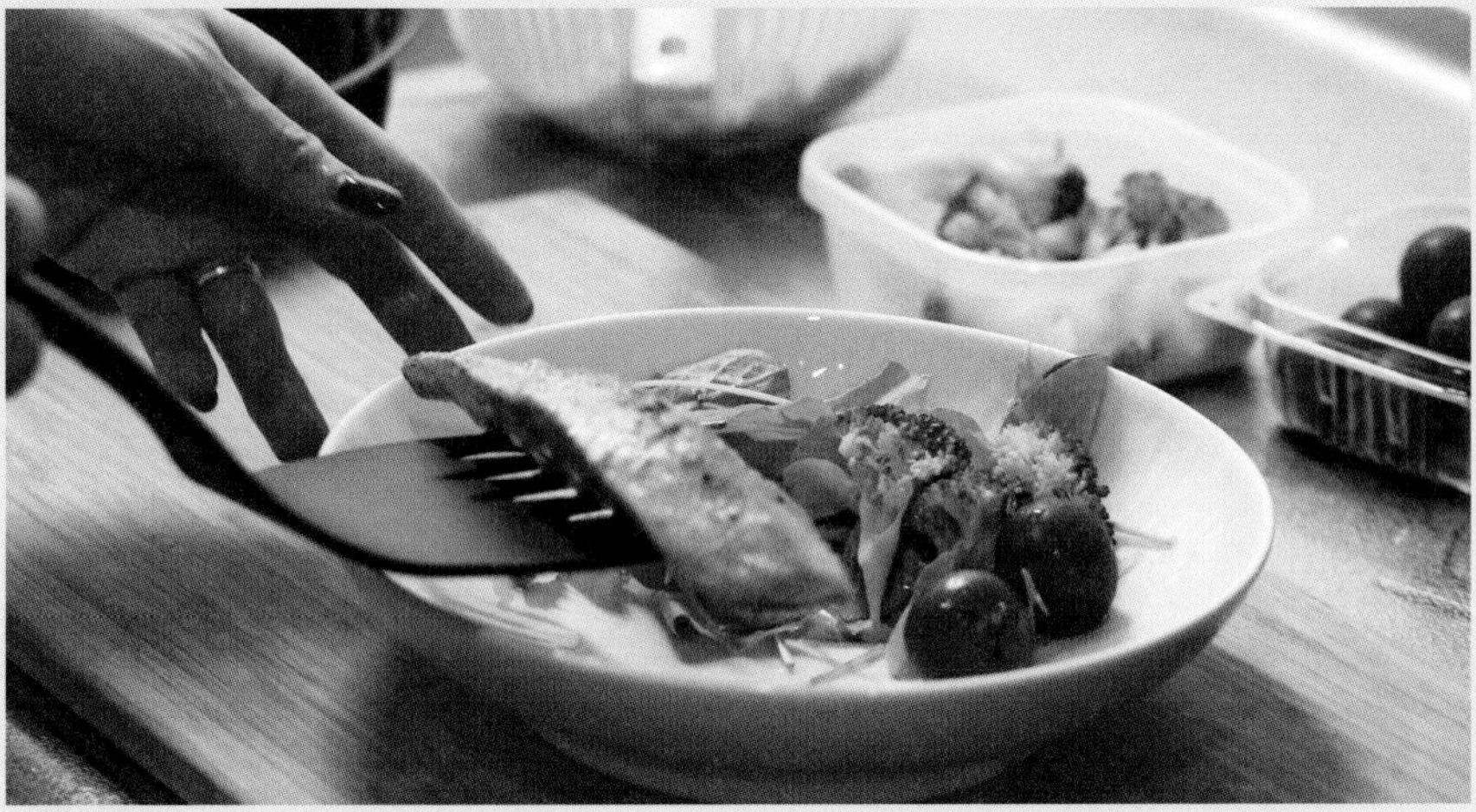

タンパク質を積極的にとる

夕食はたいてい和食です。魚か肉に、野菜の小鉢、サラダ、味噌汁をつけます。献立を考えるときは、まず魚や肉などのタンパク質をメインに決めて、それに合う副菜を作っていきます。

タンパク質は、筋肉や骨、臓器など私たちの体をつくる重要な栄養素。一口にタンパク質といっても、アミノ酸の構成が違うので、肉や魚、大豆など、まんべんなくとるようにしています。肉にしても、牛肉、豚肉、鶏肉とローテーションしています。

ただ、1日にこれを絶対に食べないと！　となると重荷になるので、1週間のバランスでとれたらいいなとゆるく考えています。

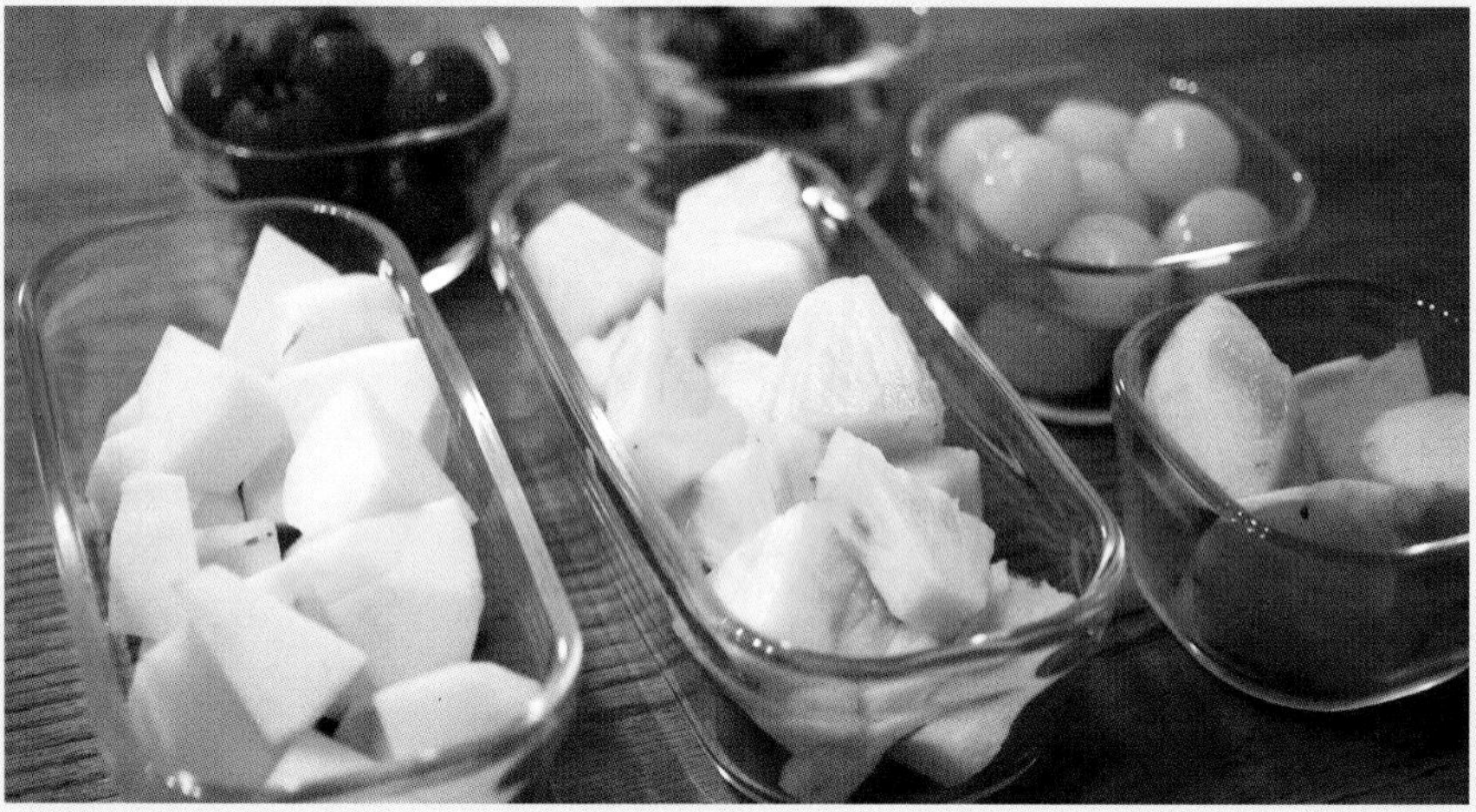

フルーツでビタミンを摂取する

体内のエネルギー源となる三大栄養素（タンパク質・糖質・脂質）の代謝を助け、体の調子をととのえる、いわゆる〝潤滑油〟のような働きをしているのがビタミン。ビタミンが不足すると、疲れやすく、肌あれの原因にもなります。

ほとんどのビタミンは体内でつくり出すことができないため、主に食品からとるしかありません。特にビタミンCは、水に溶けやすく体外に排出されやすい水溶性ビタミンなので、こまめに摂取する必要があります。

わが家ではビタミンCをとるために、カットフルーツを冷蔵庫に常備し、朝食に必ず食べています。

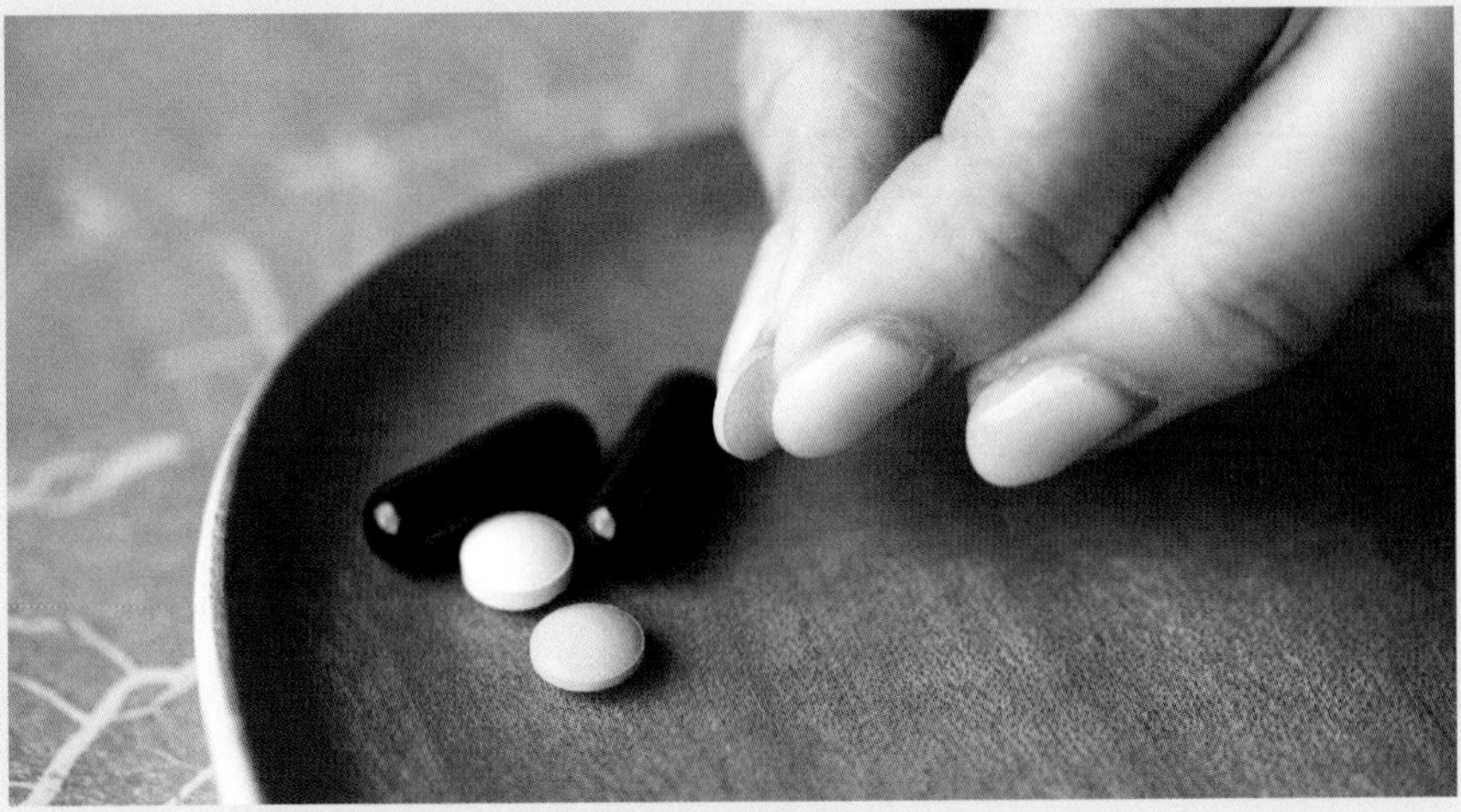

とりにくい栄養素はサプリメントで補う

食事だけでは、なかなかとれない栄養素はサプリメントで補います。ふだんは「ヘム鉄」「マルチビタミン」などを飲んでいます。

私自身、もともと貧血気味で、病院から鉄剤を処方されていたこともあります。ですから「ヘム鉄」はマスト。ビタミンは、なるべく食事からとるようにしていますが、どうしても量がとれないので、サプリメントでプラスしています。

ただサプリメントは、つい飲み忘れてしまうので、最近は「朝食をとったあとに飲む」と決めています。旅先にも、忘れずに持っていきます！

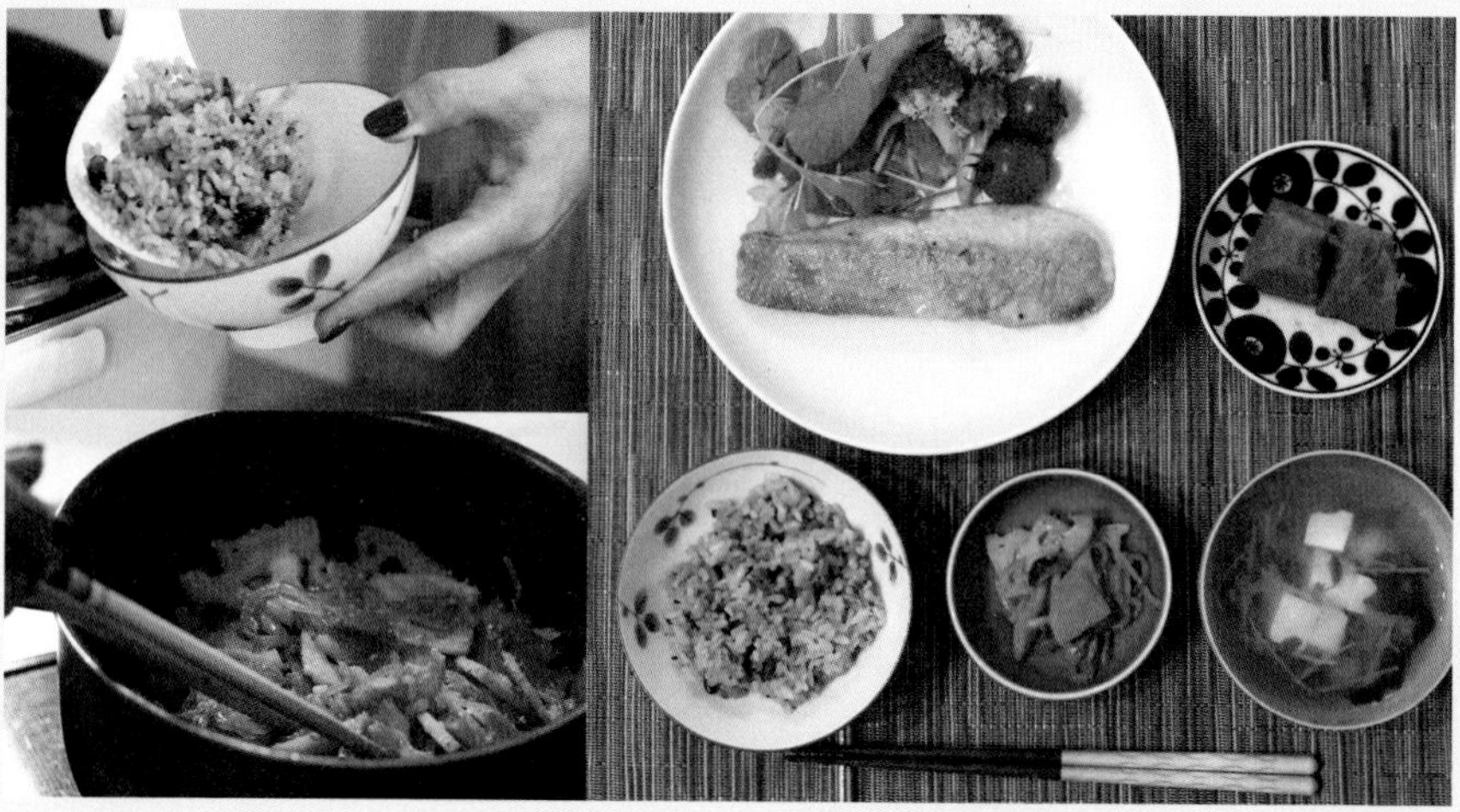

腸にいい食材をとる

腸は人体の最大の免疫器官と言われ、免疫細胞のおよそ7割は、腸に集中しているそうです。ですから腸内環境が悪いと、免疫力が低下し、疲れがたまりやすくなります。

免疫力を上げるためには、内側からは食事、外側からはヨガで、腸を活性化しています。意識して食べているのは、食物繊維が豊富な雑穀米や根菜類、味噌汁やヨーグルトといった発酵食品など。ヨガのポーズは「扇のポーズ」(P22)、「ハーフサドル」(P56)、「ガス抜きのポーズ」(P58)、「ワニのポーズ」(P66)、「スフィンクスのポーズ」(P94)、「バナナのポーズ」(P96)、「合《がっ》せきのポーズ」(P98)などがおすすめです。

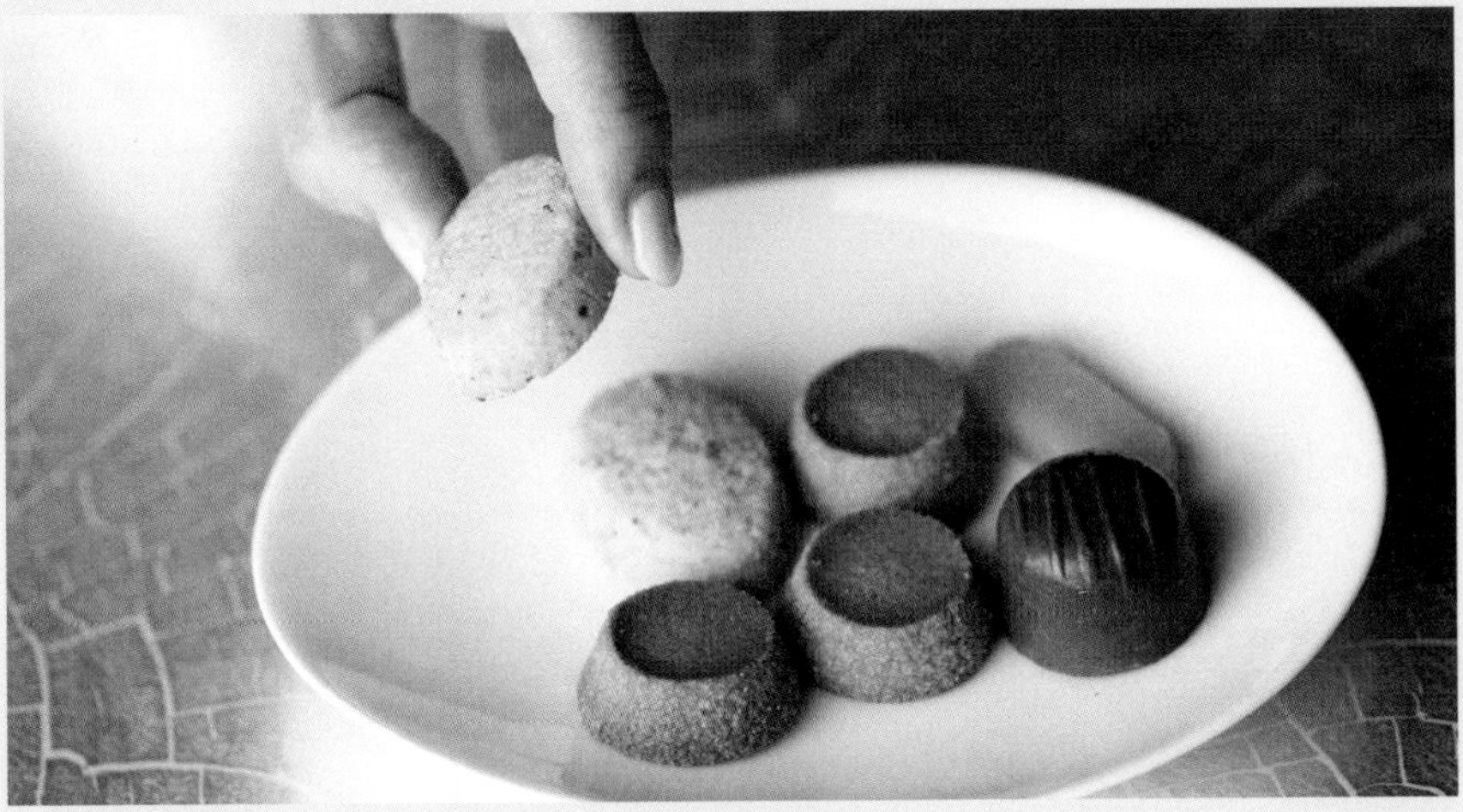

甘いものの習慣食いをなくす

甘いものは大好きです。チョコレートやクッキーといったお菓子は、キッチンの戸棚にしまってあり、キッチンに行くたびにちょこちょこつまみ食い。以前は甘いものをつまむのが習慣になっていました。でも甘いものの食べすぎは太るし肌にもよくない……。なぜそんなに甘いものを求めていたのでしょうか。おそらく栄養素が足りておらず、体が甘いものを欲していたんでしょうね。

今はきちんと栄養バランスのとれた食事をしているので、過度に甘いものを欲することはなくなりました。でも甘いものは心を満たしてくれるもの。食べたいときに食べると、あっという間にゴキゲンになれます。

家事はなるべく効率的に

毎晩8時から9時までの入浴時間を確保するために、それまでにすべての家事を終わらせます。家事のスタートは、夕方5時の夕食の準備から。でも、そんなに時間はかかりません。味噌汁を作りながら、魚を焼いて、小鉢を作って、とシンプルな味付けだから早いのかなと思います。とはいえ、効率よく準備するために、あらかじめブロッコリーや枝豆などよく食べる食材は、まとめてゆがいてタッパーに入れておくといった工夫をしています。カレーや豚汁はたくさん作って、別の日に食べられるように冷凍しておきます。

6時に娘を保育園に迎えに行き、帰ったら娘はおふろに。その間に夕食を仕上げて、7時から家族で夕食スタート。その後、後片付けや洗濯など一切の家事を終えて、8時には「いってきま〜す」とバスルームに行くのが日課です。

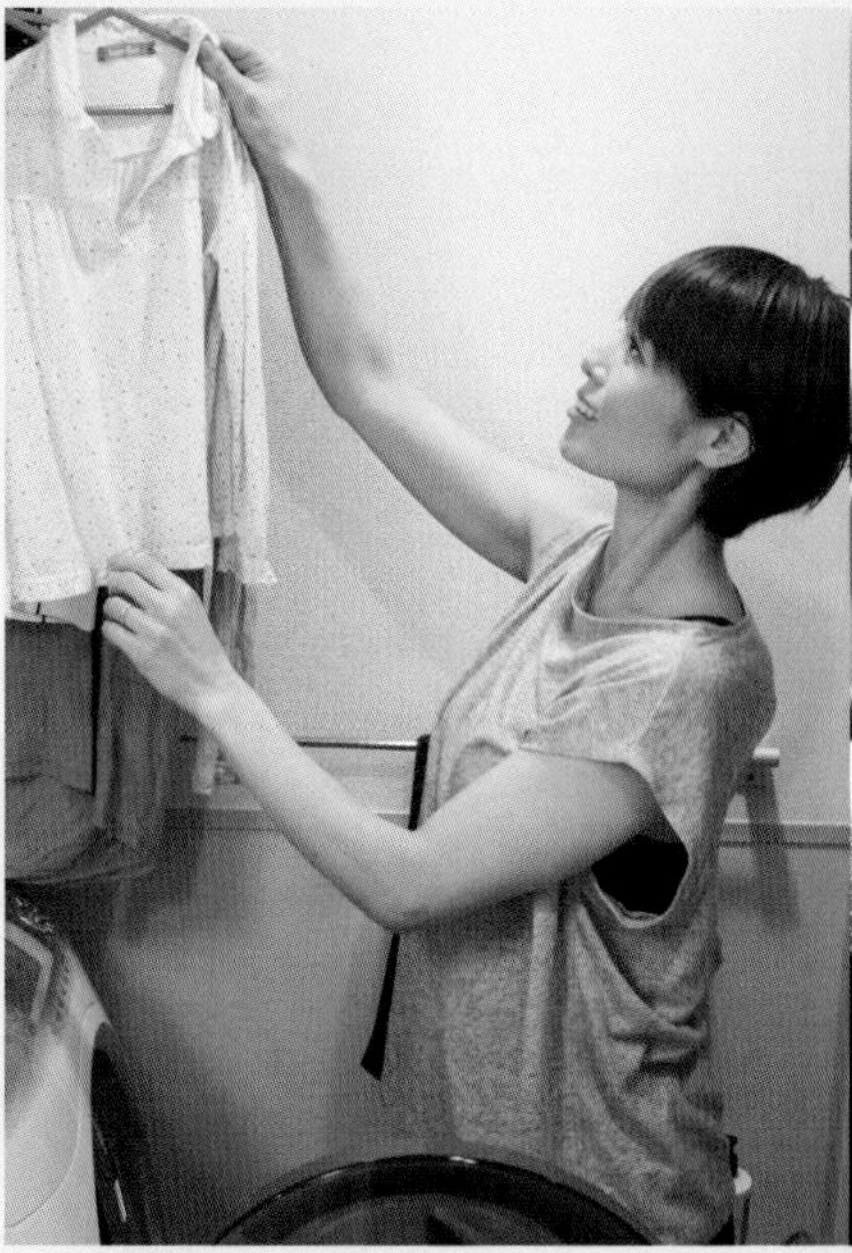
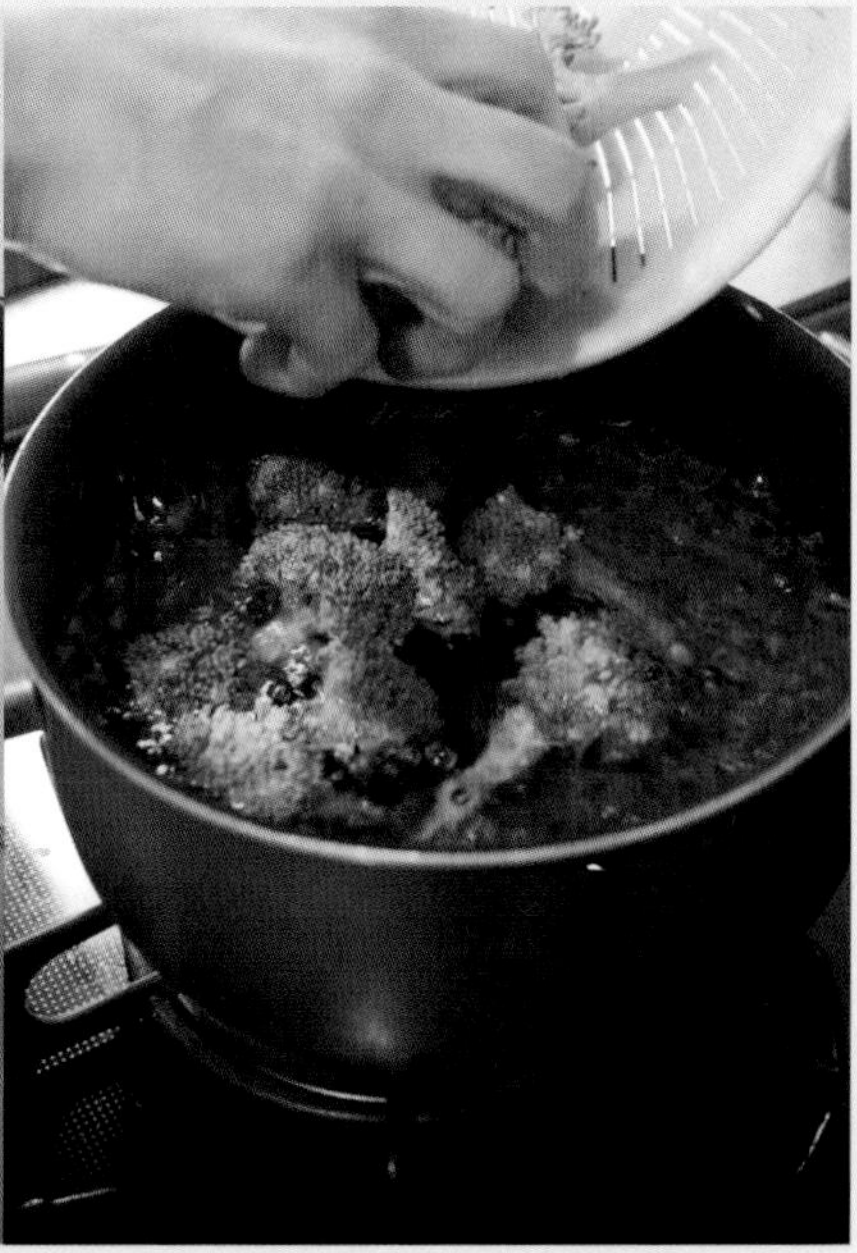

ストレス解消ヨガ

おすすめ動画

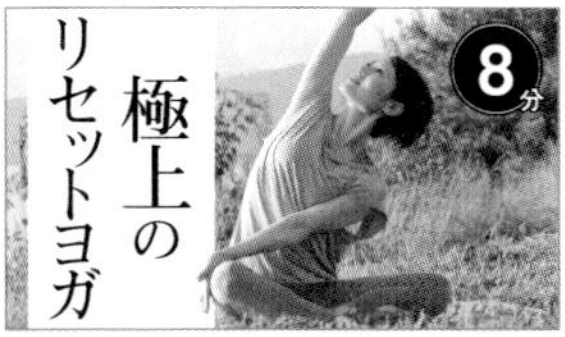

【不調を治す】
呼吸が深まる極上リセットヨガ☆
肩こり、ストレス解消に効果的!
#401 ／9分

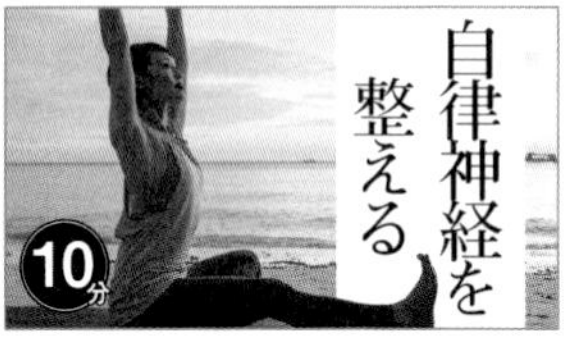

【毎日10分】
カラダが変わる!
ヨガで自律神経をセルフケア☆
#363 ／11分

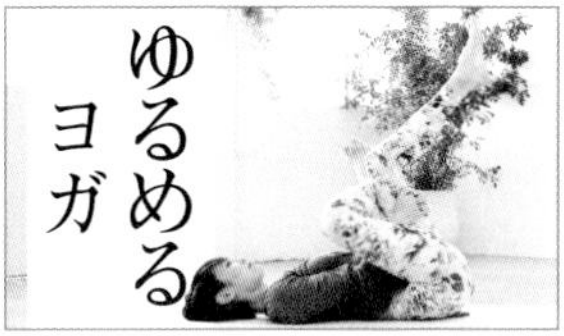

ゆるめるヨガで
肩こり・腰痛・ストレス解消!
#353 ／18分

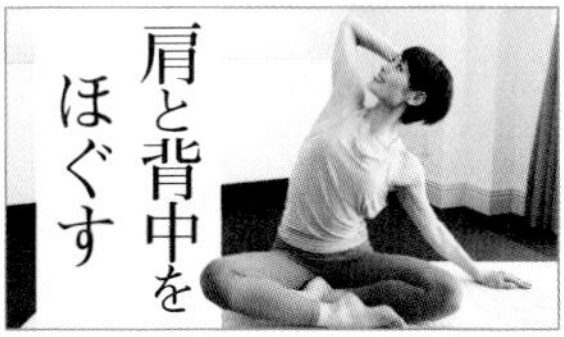

肩こり、背中周りが
みるみるほぐれるヨガ☆
初心者にオススメ!
#344 ／14分

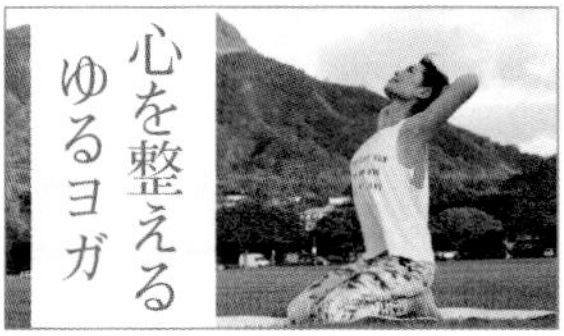

心と身体のリフレッシュゆるヨガ
夜寝る前にオススメ☆
#276 ／16分

その他、おすすめのストレス解消ヨガをご紹介します。
気になるタイトルは、QRコードでYouTubeにとぶか、
#の動画番号で検索を。

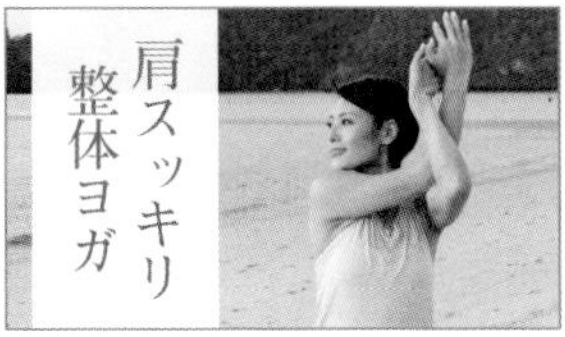

肩と背中をほぐすヨガ☆
不思議なほど肩こりが軽くなる!
#245 ／16分

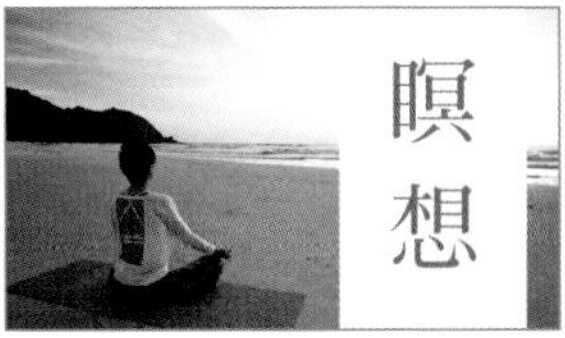

マインドフルネス瞑想
ストレスを軽減し
ポジティブ思考になる
#244 ／17分

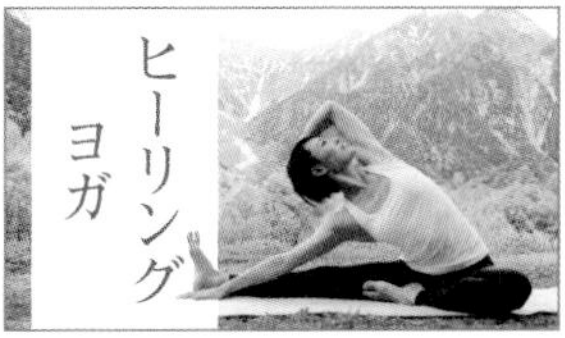

ヒーリングヨガ☆
自律神経を整えたい方、
初心者の方におすすめ!
#194 ／20分

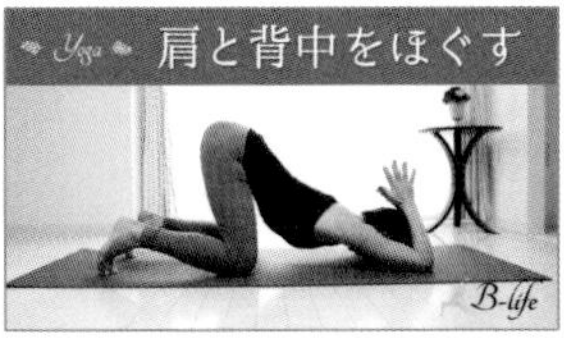

肩、背中周りをほぐすヨガ☆
初心者や体が硬い方にもオススメ!
#170 ／12分

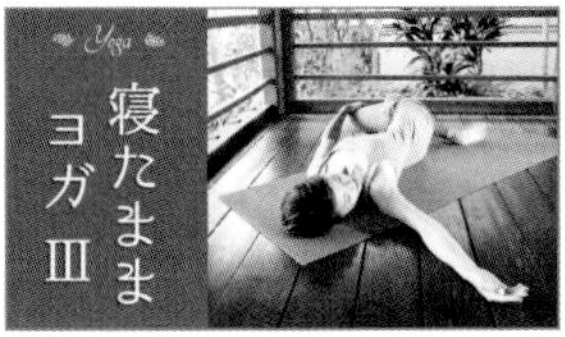

10分寝たままヨガでリラックス☆
初心者の方にもオススメ
#152 ／11分

PART 3

心も体もホロホロにほぐれて夢の世界へ

安眠ヨガ

動画でCHECK!

84〜89ページ、
94〜99ページのポーズは
動画で見られます。
〔安眠ヨガ〕♯416 ／22分

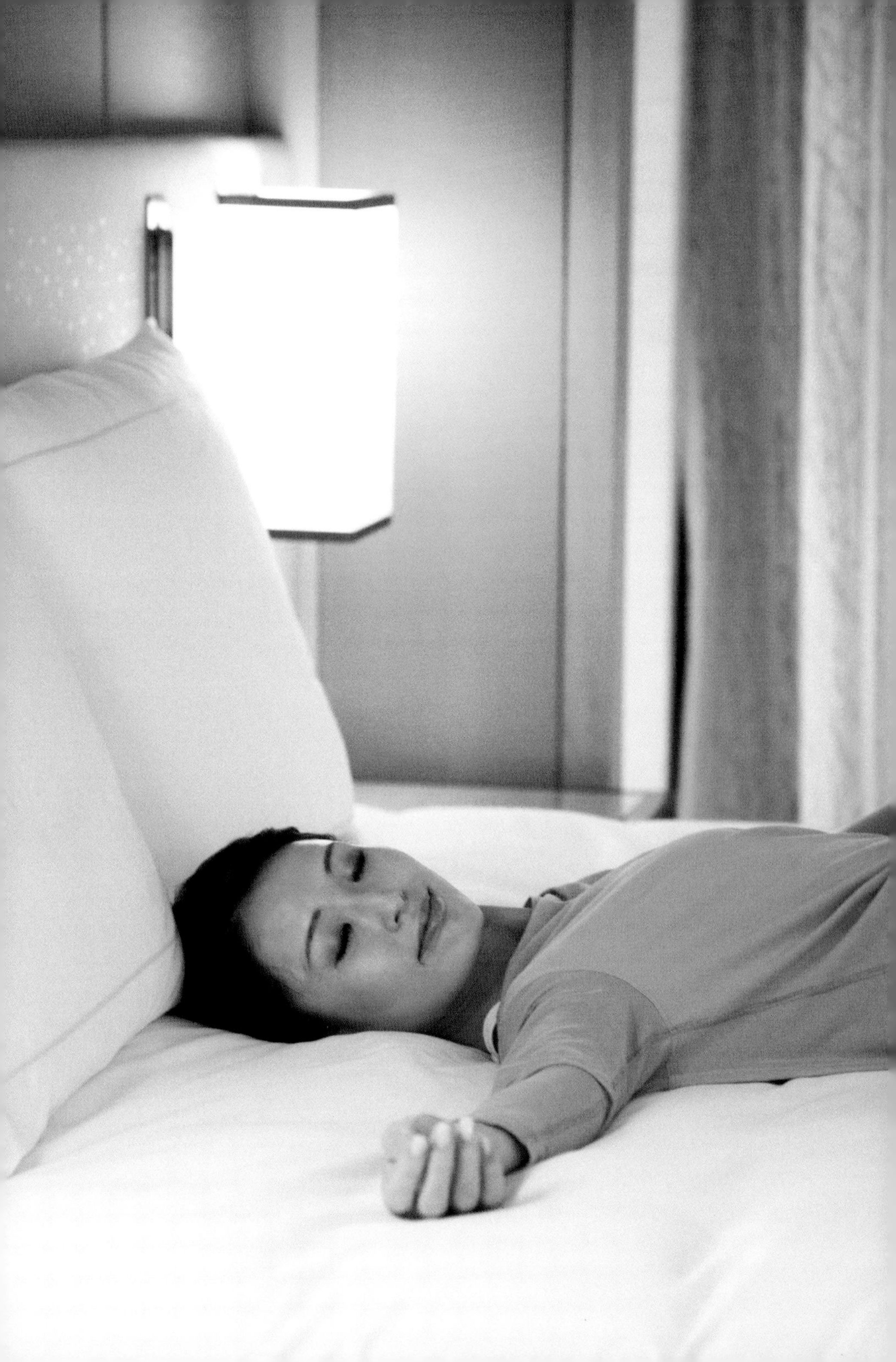

introduction

高ぶった感情を鎮める

「体は疲れているのに、神経が高ぶって眠れない」
「睡眠時間はとっているけれど、ぐっすり眠れていない」
「寝ても寝ても疲れがとれない」

コロナ禍によるステイホームで、体をあまり動かすことがなくなったからでしょうか。体の巡りが悪くなり、睡眠にトラブルを抱えている人は少なくありません。

この章では、寝落ちヨガの総仕上げとして、より〝安眠〟にフォーカスし、心身のリラックス効果を高めるポーズを中心にご紹介しましょう。自分の内側に意識を向けやすいポーズが多いので、自律神経が交感神経から副交感神経にスイッチしやすく、深い眠りにつくことができます。

「チャイルドポーズで針の糸通し」（P84）は、下に伏せる姿勢で、高ぶった感情を抑えて安眠に導きます。「正座で胸&首ほぐし」（P86）、「やさしいウサギのポーズ」（P88）、「バナナのポーズ」（P96）は、自然に胸を開くことで、呼吸機能がアップし、神経が落ち着きます。「スフィンクスのポーズ」（P94）は、おなかがストレッチされて、内臓機能がアップ。消化促進につながり、よりよい眠りを導きます。

いよいよ眠りにつくときは「合せきのポーズ」（P98）がおすすめ。股関節をここちよく広げて、両足の小指を合わせて目を閉じれば、ヨガで十分に体を動かした満足感に浸れるはずです。

「正座で胸&首ほぐし」や「やさしいウサギのポーズ」は、イスに座ってできるので、オフィスワークでちょっと疲れたなというときに行うと、リフレッシュできるでしょう。

在宅ワークなら、このあとに15分程度、昼寝をしてもよいでしょう。さらにスッキリして、そのあとの仕事がはかどると思います。

こわばった背面を伸ばす

チャイルドポーズで針の糸通し

◎背中や腰のこりをとる
◎リラックス効果
◎腰痛改善

チャイルドポーズで、片方の手を
わきの下にくぐらせ、肩まわりのこりを解消。
顔を下にして伏せるポーズは、
高ぶった感情を鎮めて、深い眠りに導きます。

1

正座の状態から上体を前に倒し、おでこを床につけるチャイルドポーズの準備をする。

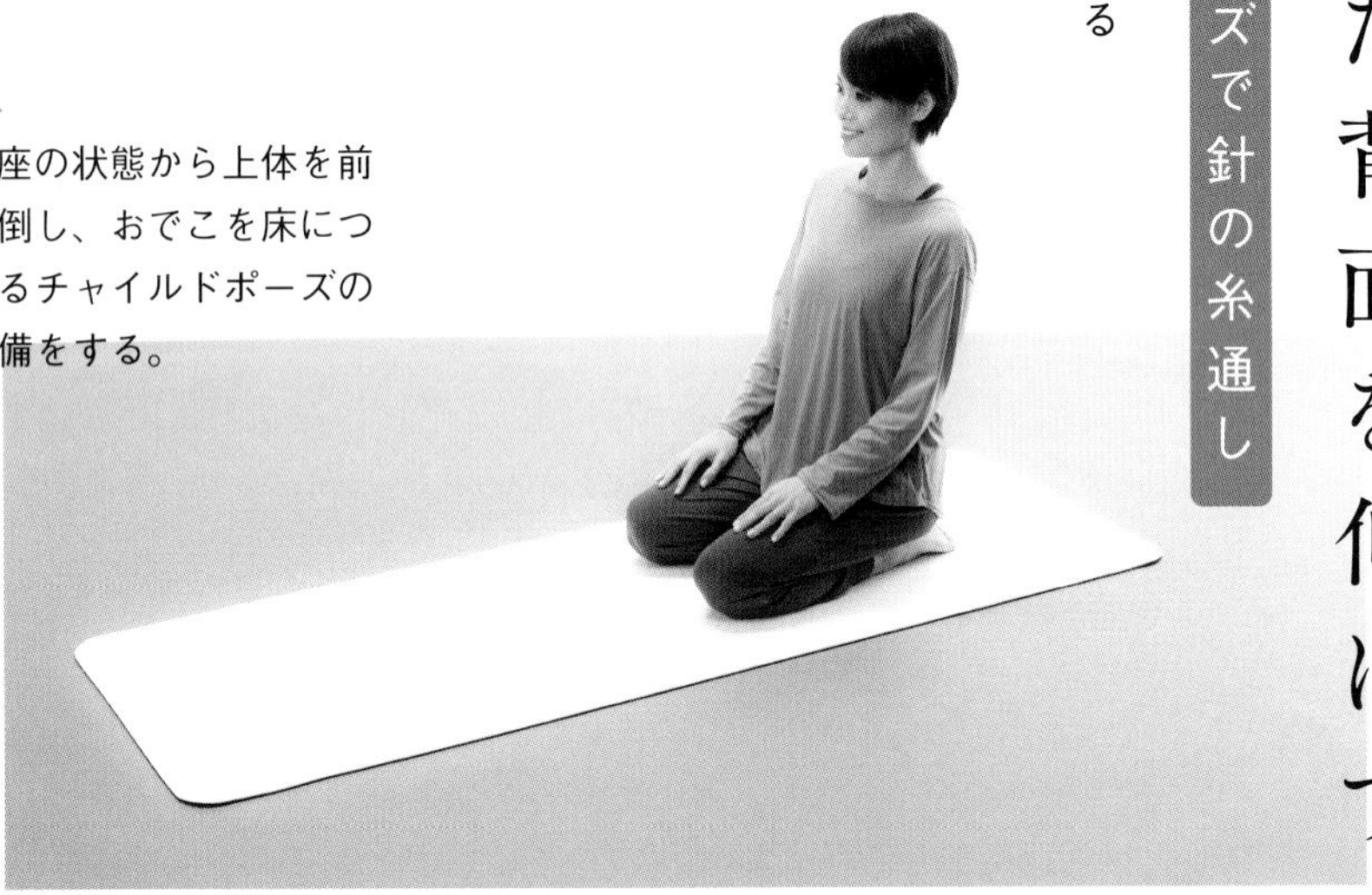

2

おしりが浮かないように、腕を前に伸ばす。おしりが浮くなら、下にクッションを敷くと安定する。

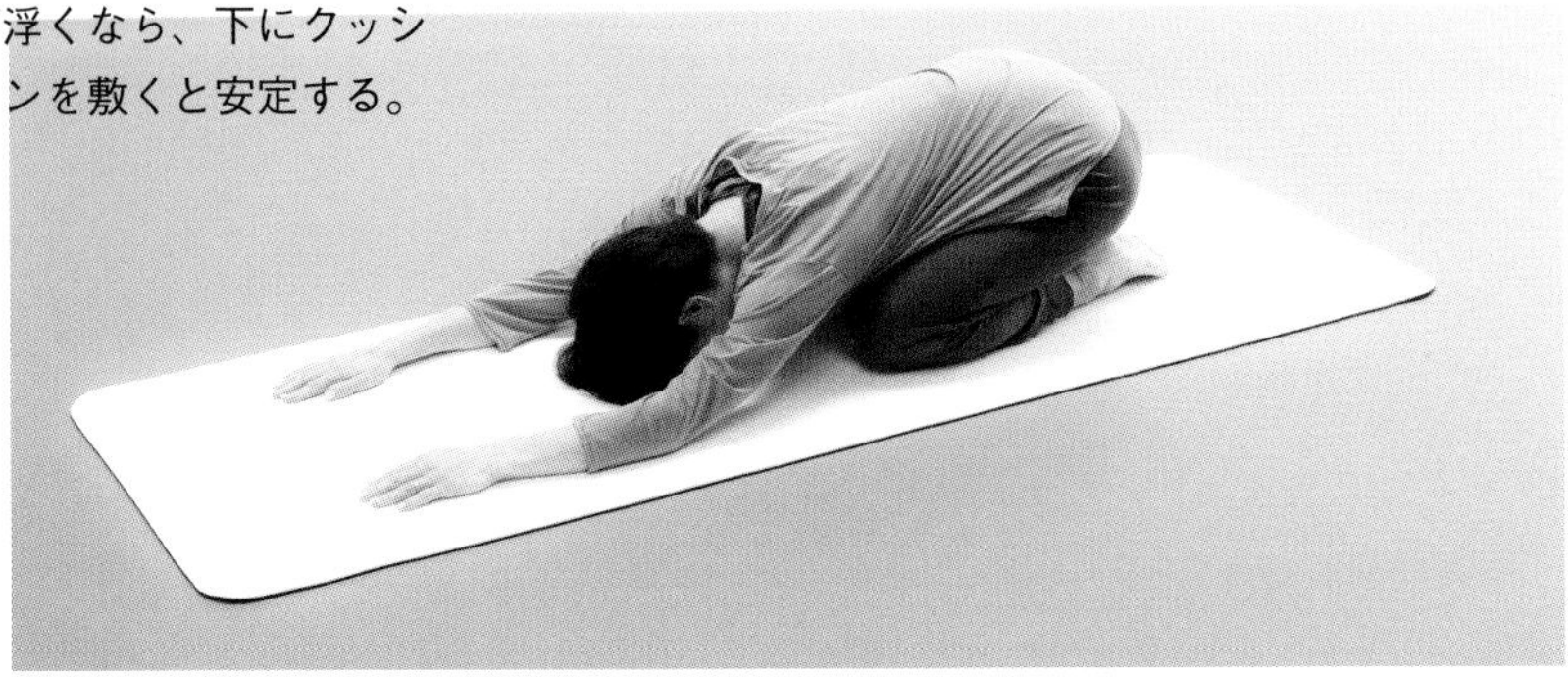

POINT

正座のときは両足の親指は重ねない。重ねると、どちらかが高くなり体がゆがむ原因に。

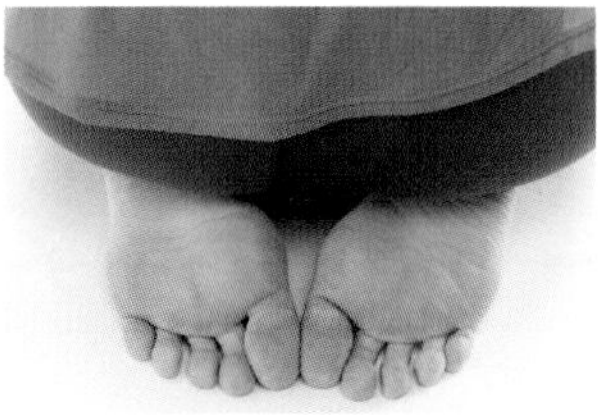

3

チャイルドポーズのまま、片方の手をわきの下にくぐらせて、さらに伏せていく。

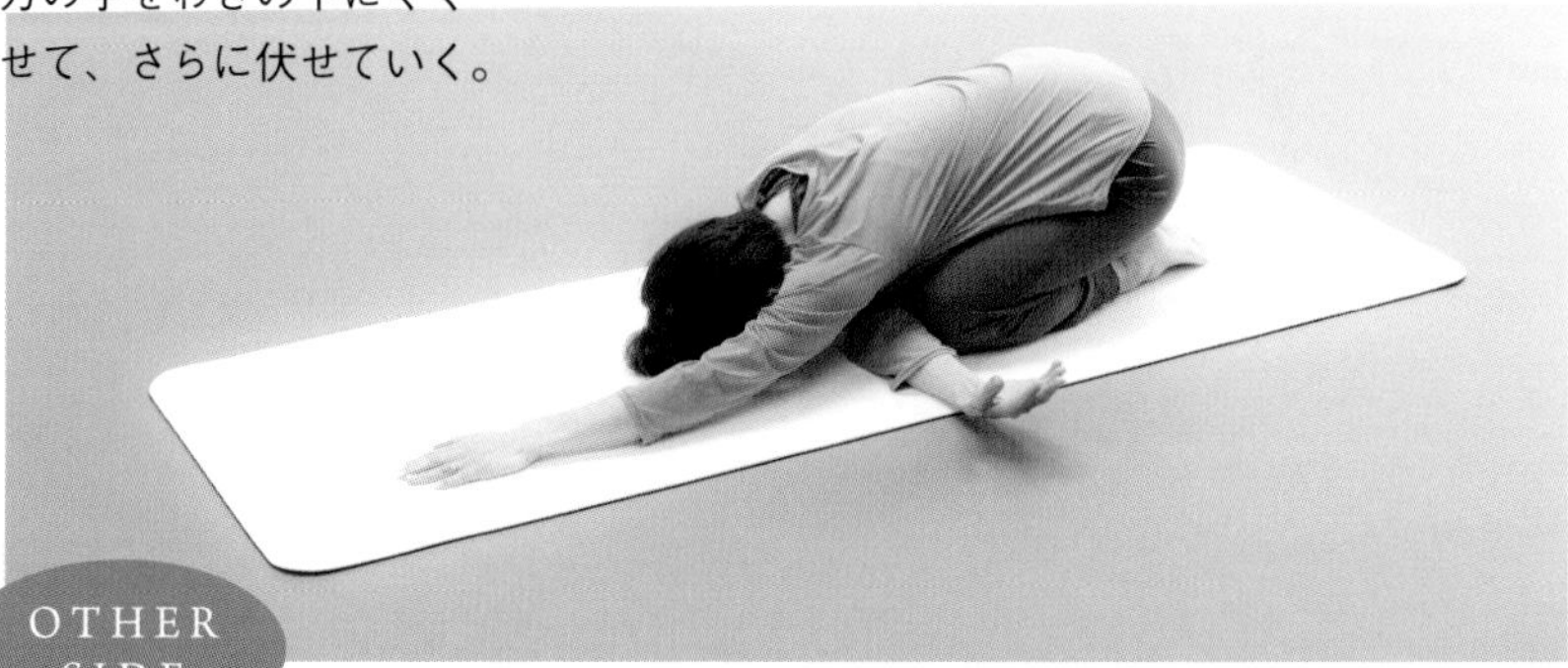

OTHER SIDE

4

肩甲骨と背面の伸びが感じられるまで引っ張ったら、反対側も行う。ひたいは床につける。

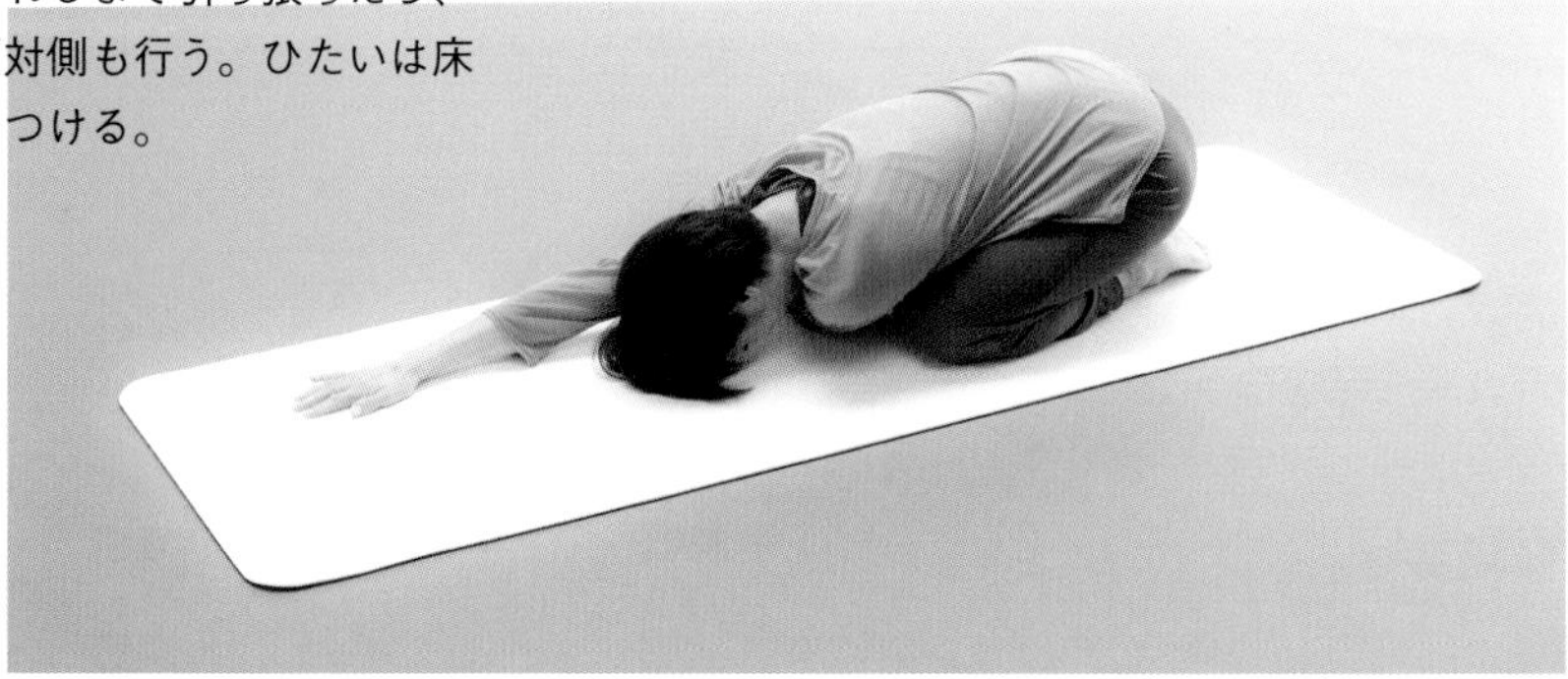

呼吸を深めて不安を断つ

正座で胸&首ほぐし

◎呼吸を深める
◎首こり&肩こりの解消
◎腰痛の緩和
◎鎮静作用

1

正座の姿勢で、両方の手を頭の後ろに添える。息を吸うときに胸を大きく広げる。

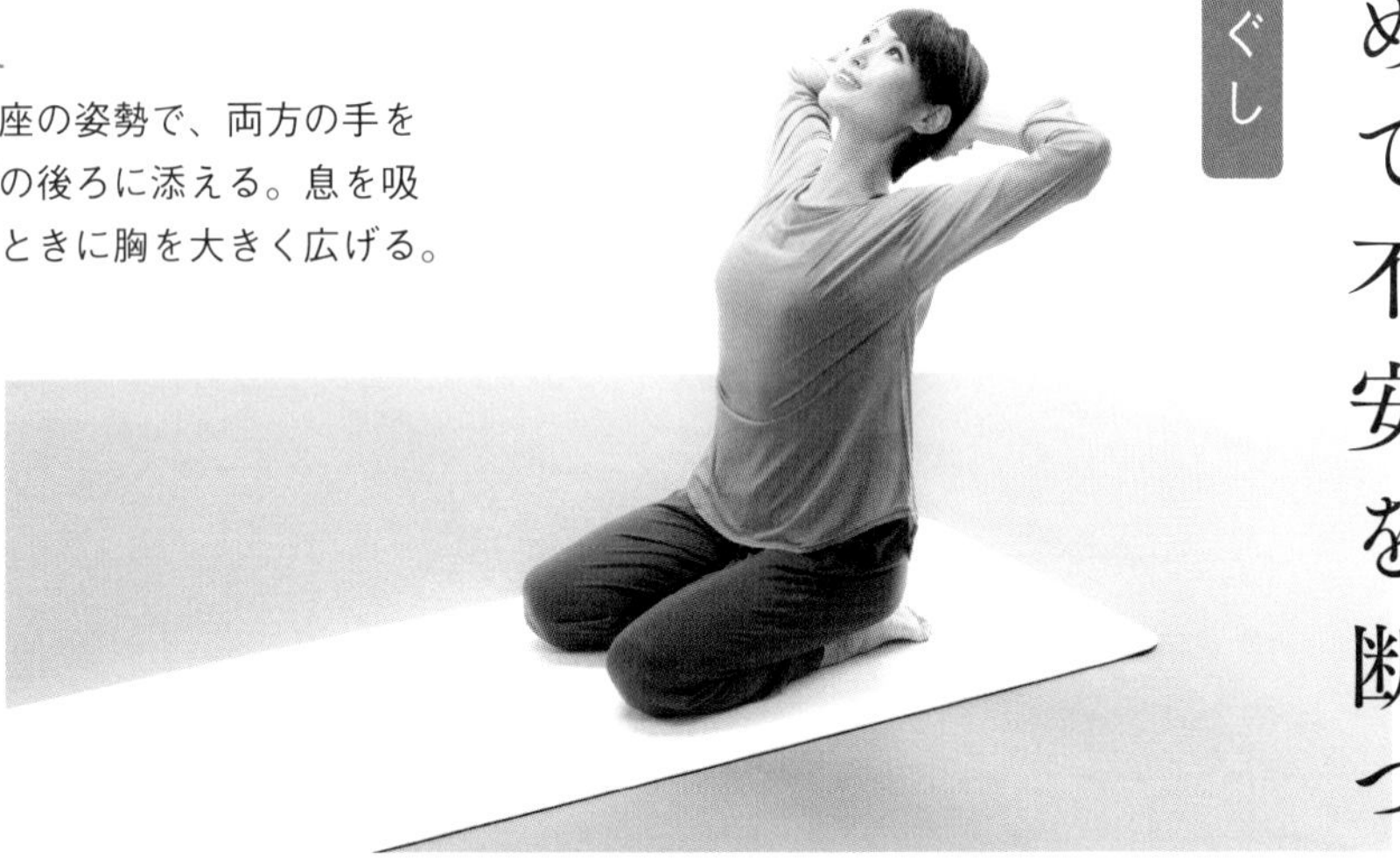

2

ひじを上げて息を吸ったら、息を吐いて側屈し、胸を開く。ひじもしっかり開く。

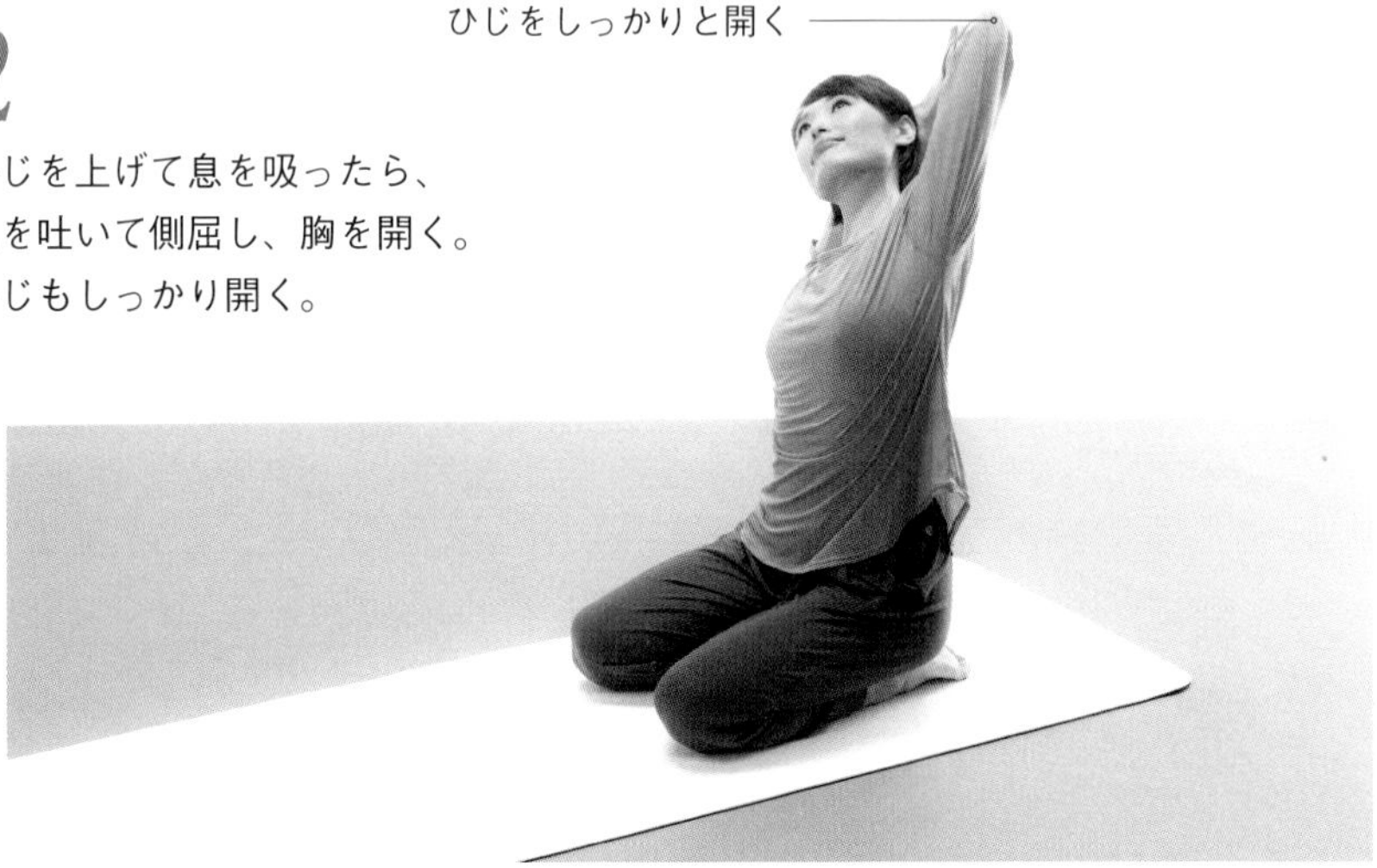

猫背で縮まりやすい胸まわりをしっかりほぐすことで、
呼吸が入りやすくなります。
胸まわりがやわらかくなると、腰痛のほか、
首こりや肩こりも解消します。

3

頭を下げたときに首のストレッチを意識する。首を下から反対側にまわしながら頭を持ち上げる。

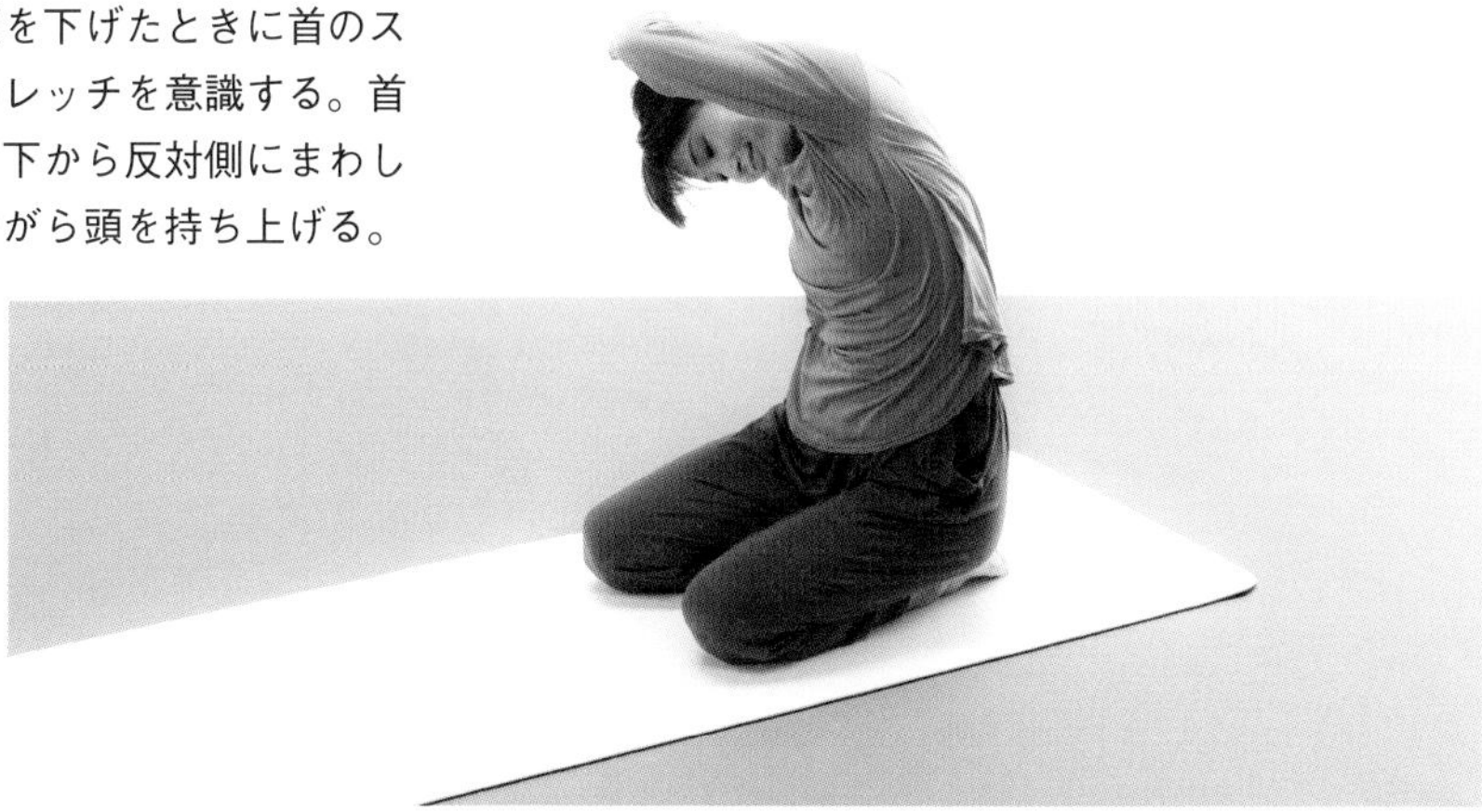

4

再び、息を吸いながらひじを上げて頭を上げる。ひじを開くと胸の伸びがよくなる。

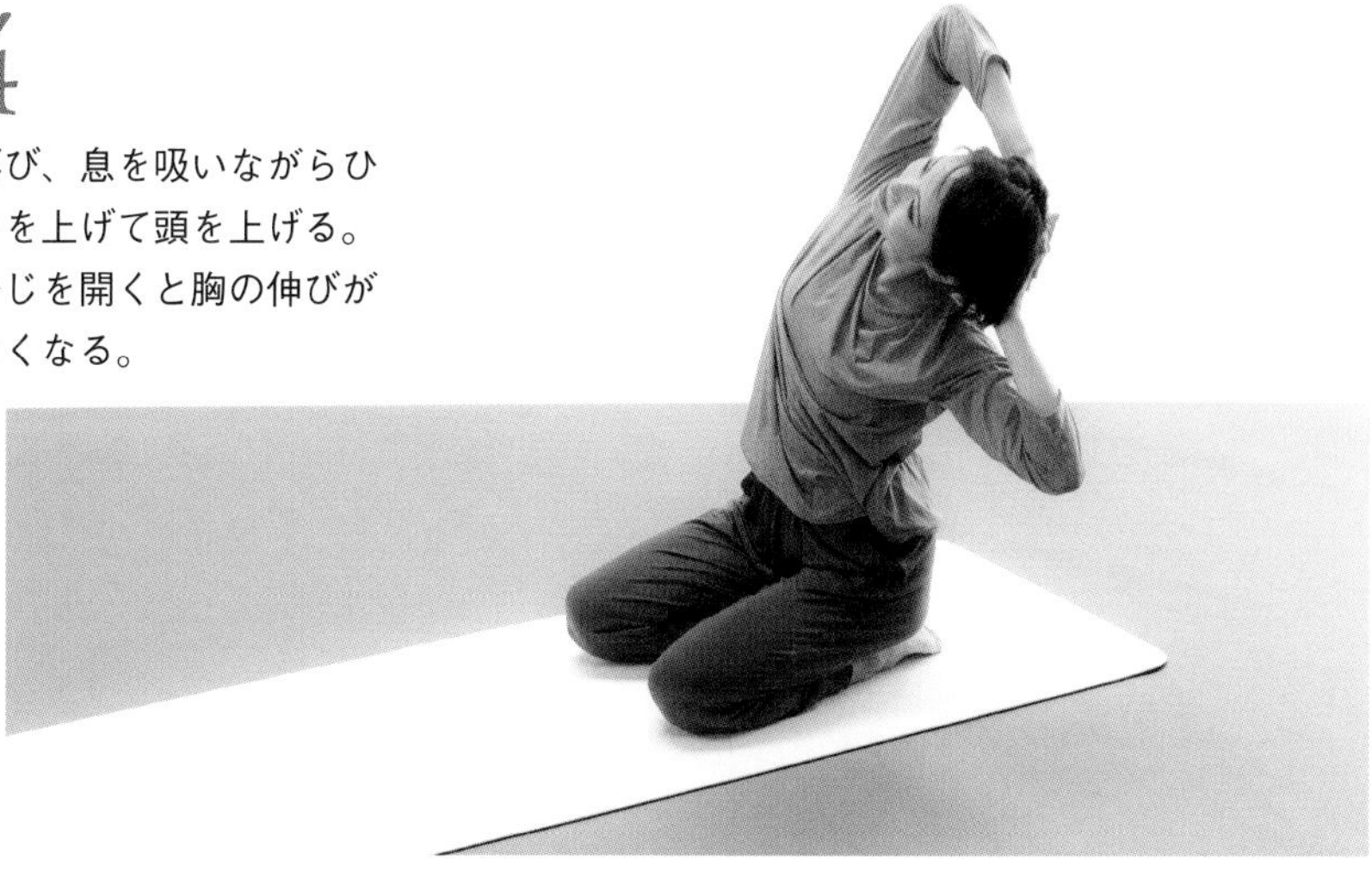

手を上げて肩こり解消

やさしいウサギのポーズ

◎肩こり解消
◎呼吸機能を高める
◎リラックス効果

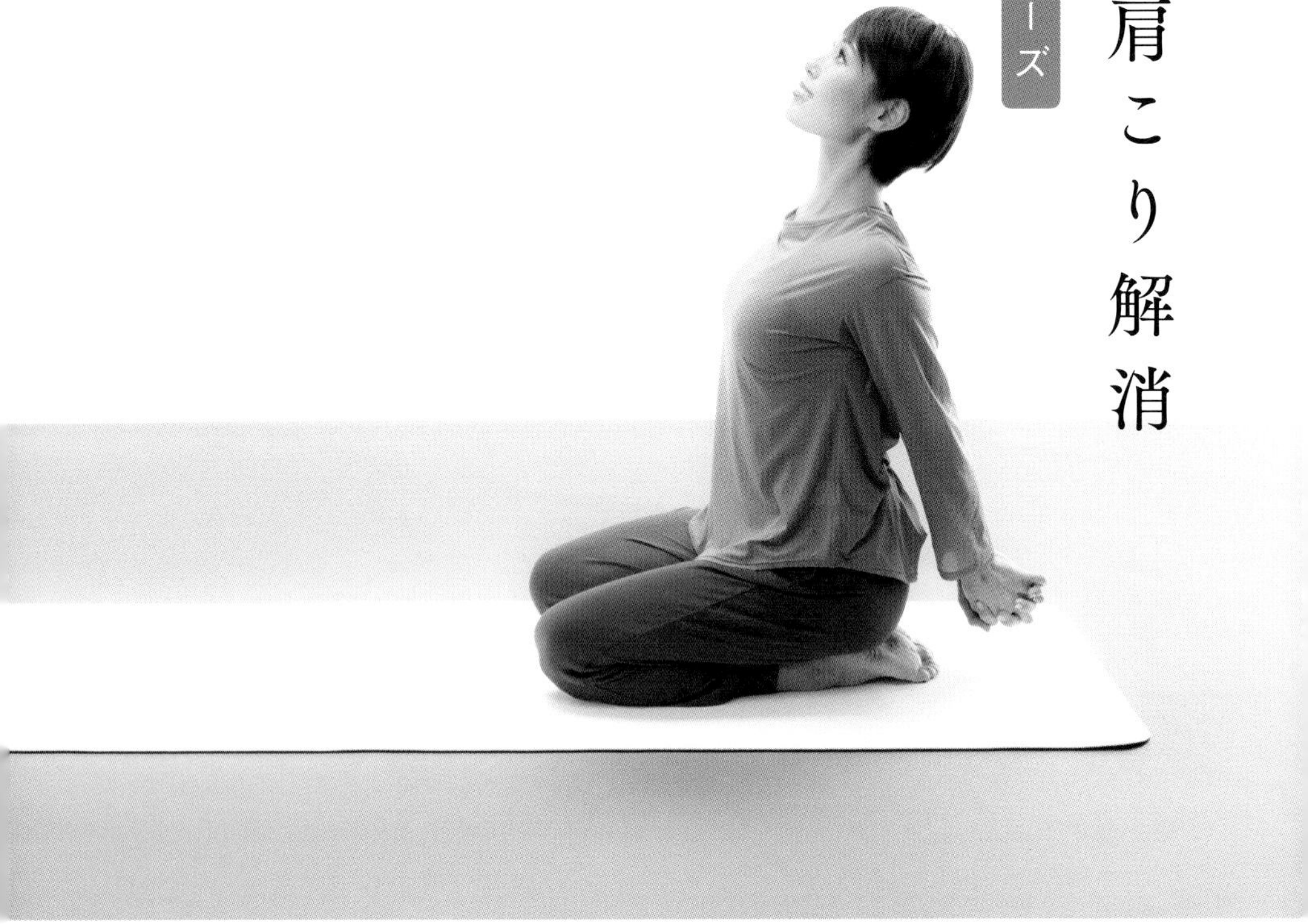

1 正座の姿勢で、両方の手を後ろに回して、指を組む。肩の前側と胸の広がりを感じる。

後ろで組んだ手をぐっと持ち上げて、胸を広げましょう。
肩こり解消とともに呼吸機能がアップし、リラックス効果が得られます。
背もたれのないイスに座ってもできるポーズです。

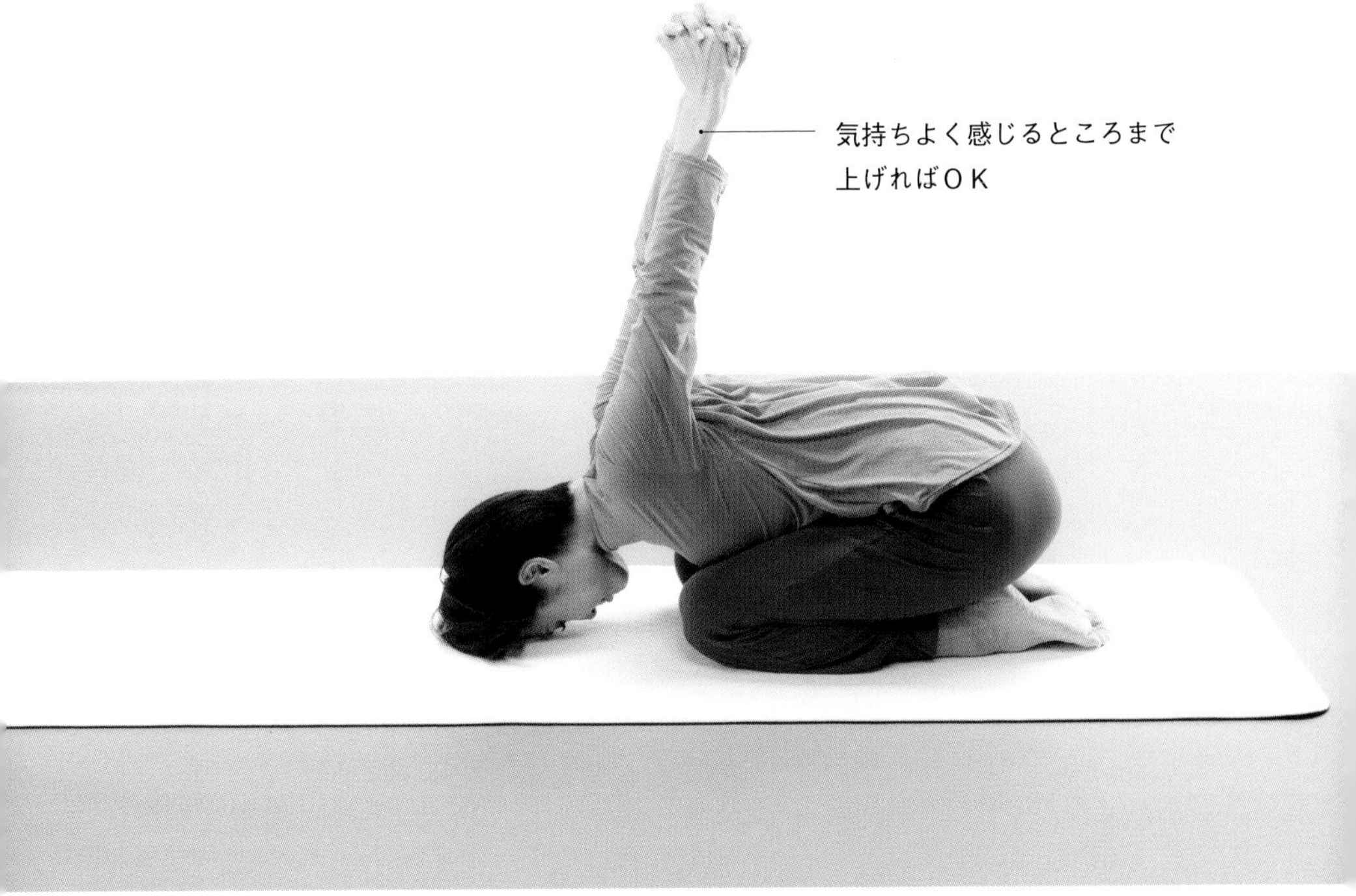

気持ちよく感じるところまで
上げればＯＫ

2

息を吸って胸を広げたら、息を吐きながら前に伏せる。組んだ手を気持ちいいところまで引っ張る。

春

体を伸ばして臓器の疲れをとる

春は自然界すべてのものが活動し始める時期。人間も同じように活発に新陳代謝を始めます。内臓機能もフルに活動し始めるので、春は他の季節に比べると内臓が疲れやすい時期と言えるでしょう。

内臓機能をととのえるには、体側を伸ばすポーズがおすすめです。持ち上げた腕を真横に倒す「扇のポーズ」（P22）やあおむけで寝たまま体をねじる「バナナのポーズ」（P96）を意識的に行いましょう。

また転勤や異動など、環境の変化が大きいのもこの時期。お子さんをお持ちの人は、入学や進級で心配ごとが増えるでしょう。人間関係のストレスがたまりやすいので、「亀のポーズ」（P20）や「ハーフシューレース」（P54）など下向きのポーズで気持ちをリラックスさせて、質のよい眠りを得ることを心がけましょう。

季節ごとにおすすめの体調のととのえ方

夏

イライラは胸を広げて落ち着かせる

外は暑いのに、部屋は冷房で寒い……。夏は外と屋内の気温差で自律神経のバランスを崩しやすく、何かと気が立ち、イライラしやすくなります。夜は、高ぶった交感神経を落ち着かせて、副交感神経を優位にもっていくポーズを行うとよいでしょう。

自律神経のバランスをととのえるには「橋のポーズ」（P64）や「やさしいウサギのポーズ」（P88）を。また胃腸の働きも低下しやすいので、「ハーフサドル」（P56）もおすすめ。あおむけで体の前側を伸ばす姿勢が胃腸の働きを促します。

また冷房による冷えを改善するには、足裏をほぐすとよいでしょう。ゴルフボールをコロコロと踏むだけで、マッサージ効果大。体全体がポカポカになります（P46）。冷えた体でさらに冷たいものを飲みすぎると、むくみの原因に。心臓より高い位置に足を上げるとスッキリします（P28）。

秋

呼吸を深めてウイルスを撃退!

この季節は暑さが一段落し、過ごしやすい一方、空気が乾燥し、台風で気圧の変化が大きいので、体に疲れがたまりやすく、免疫力が低下しがち。だからこそ呼吸機能をととのえて、免疫力をアップし、ウイルスに抵抗できる体づくりを目指してほしいですね。

おすすめは胸を開く「橋のポーズ」(P64)や「オープンウイング」(P30)。呼吸機能の改善につながります。後ろで組んだ手を上に持ち上げる「やさしいウサギのポーズ」(P88)もよいでしょう。

免疫力を上げるためには、腸を活性化することも大切です(P74)。食物繊維の豊富な食品や、ヨーグルトや味噌といった発酵食品など、腸によい食事を積極的にとり、「ガス抜きのポーズ」(P58)、「ワニのポーズ」(P66)といった腸に働きかけるヨガのポーズを行いましょう。

冬

股関節をほぐして冷え対策

冬になると、下半身の冷えやむくみが気になるという声をよく聞きます。

冷え対策におすすめなのは、股関節まわりをほぐして、血行を促進する「スリーピングスワン」（P24）です。また寒さで背中が丸まりがちなので「スフィンクスのポーズ」（P94）で、背骨をととのえましょう。

スフィンクスのポーズは、おなかをストレッチし、内臓を高める働きもあります。冬はイベントが多く、食べすぎ、飲みすぎになりがちなので、こうしたポーズが有効です。食べすぎたときは「ハーフサドル」（P56）、「バナナのポーズ」（P96）、「橋のポーズ」（P64）も試してみてください。胃のムカムカがスッキリします。

体の不調を感じたら、それに合わせてポーズを選択できると理想的ですね。

背中を伸ばしてスタイルアップ

スフィンクスのポーズ

◎内臓機能を高める
◎姿勢改善
◎腰痛の改善と予防
◎おなかのたるみ解消

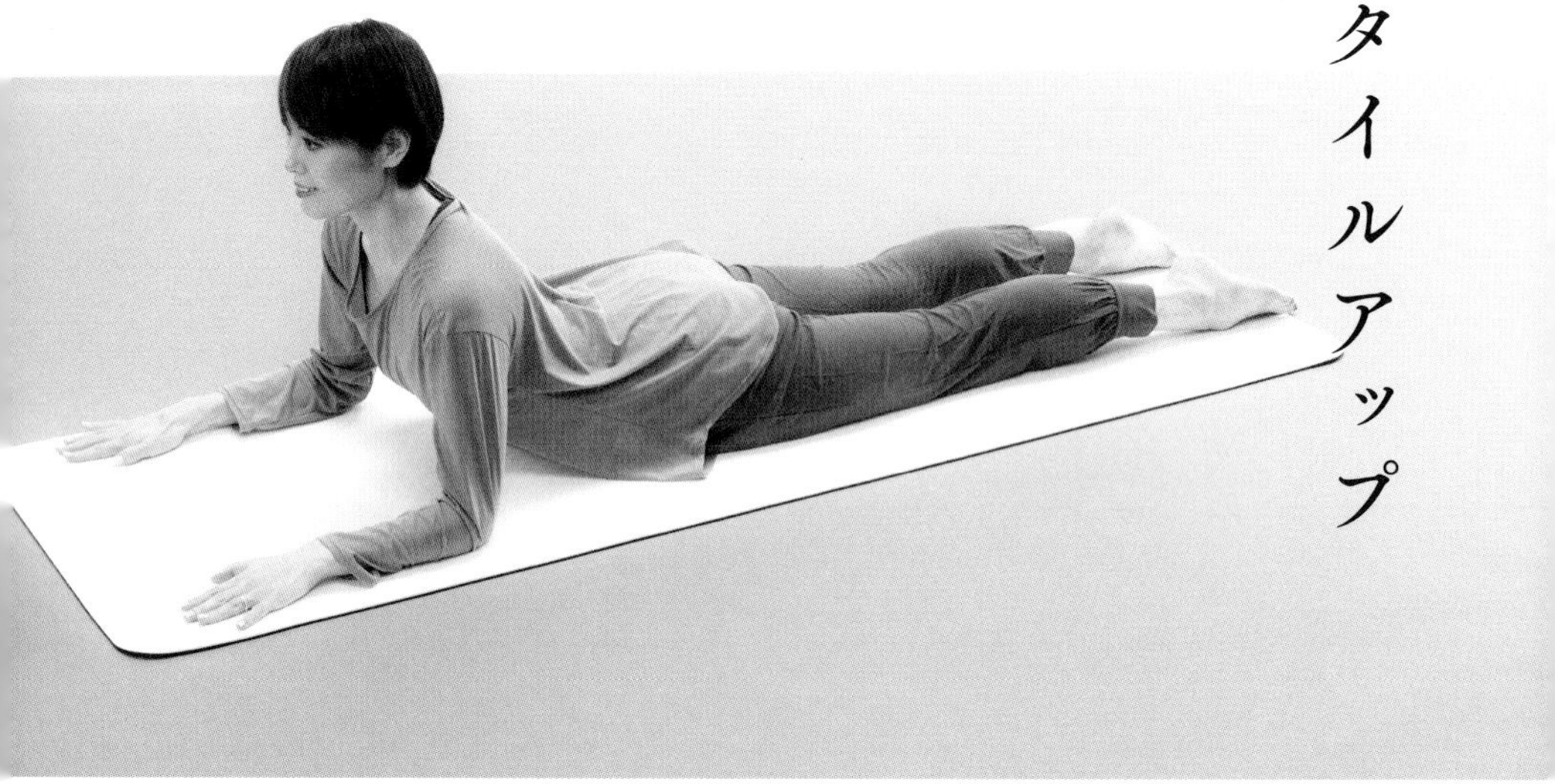

1 うつぶせになって、肩の下にひじをつく。足は自然に後ろに伸ばして、甲を床につける。

胸を反らして、丸まりがちな背中をストレッチするポーズ。
内臓機能がアップし、姿勢改善やおなかのたるみ解消につながります。
腰痛の人は腰を反らしすぎると、さらに痛める原因になるので控えましょう。

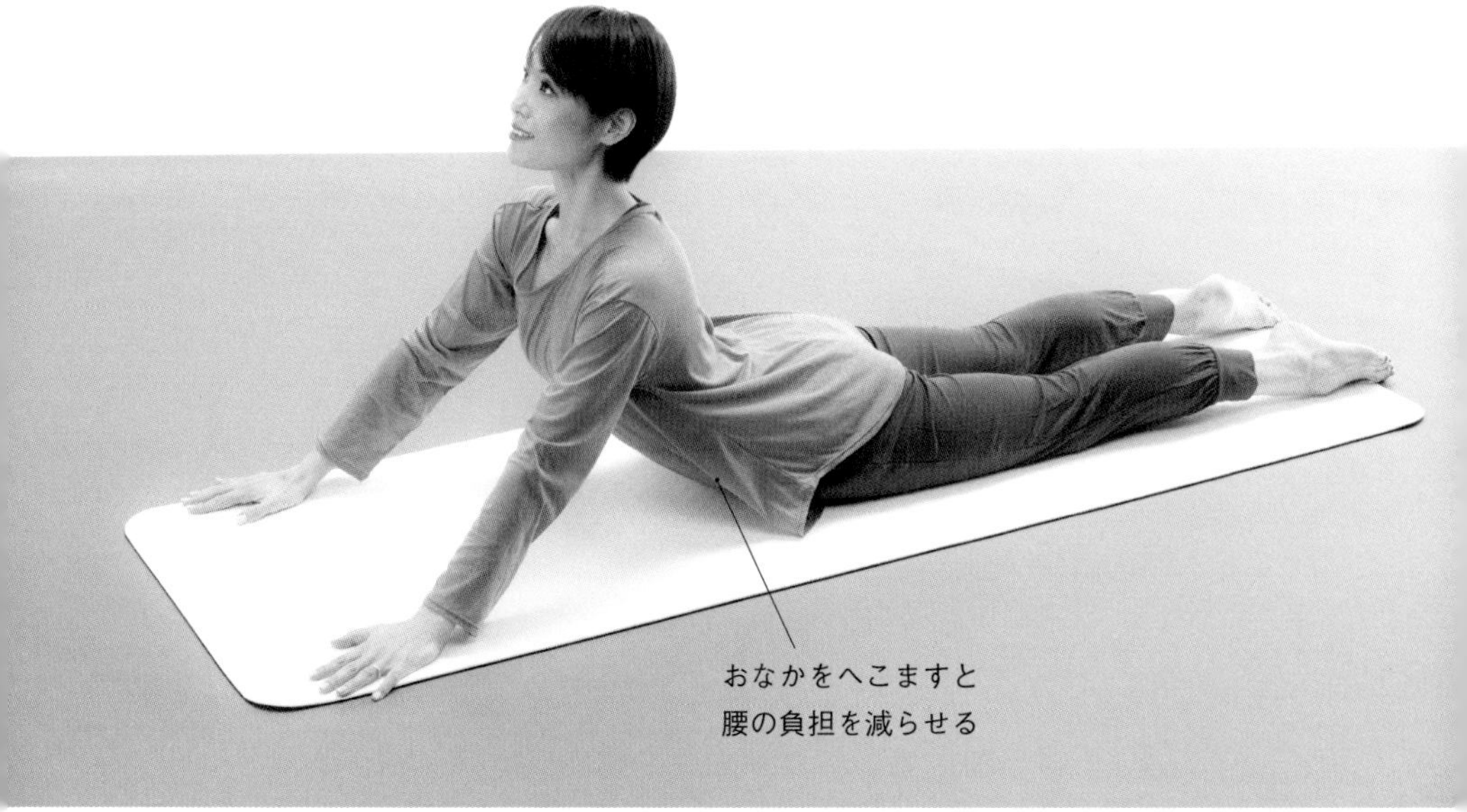

2 腕を伸ばして胸を前に向けるように反らす。腰が痛くないところまで上体を引き上げる。

体を曲げてリラックス

バナナのポーズ

◎内臓機能を高める
◎鎮静作用
◎リラックス効果
◎腰痛の緩和と予防
◎姿勢改善

1 あおむけに寝て、両方の手は頭の後ろに添える。両方の足は、そろえて伸ばす。

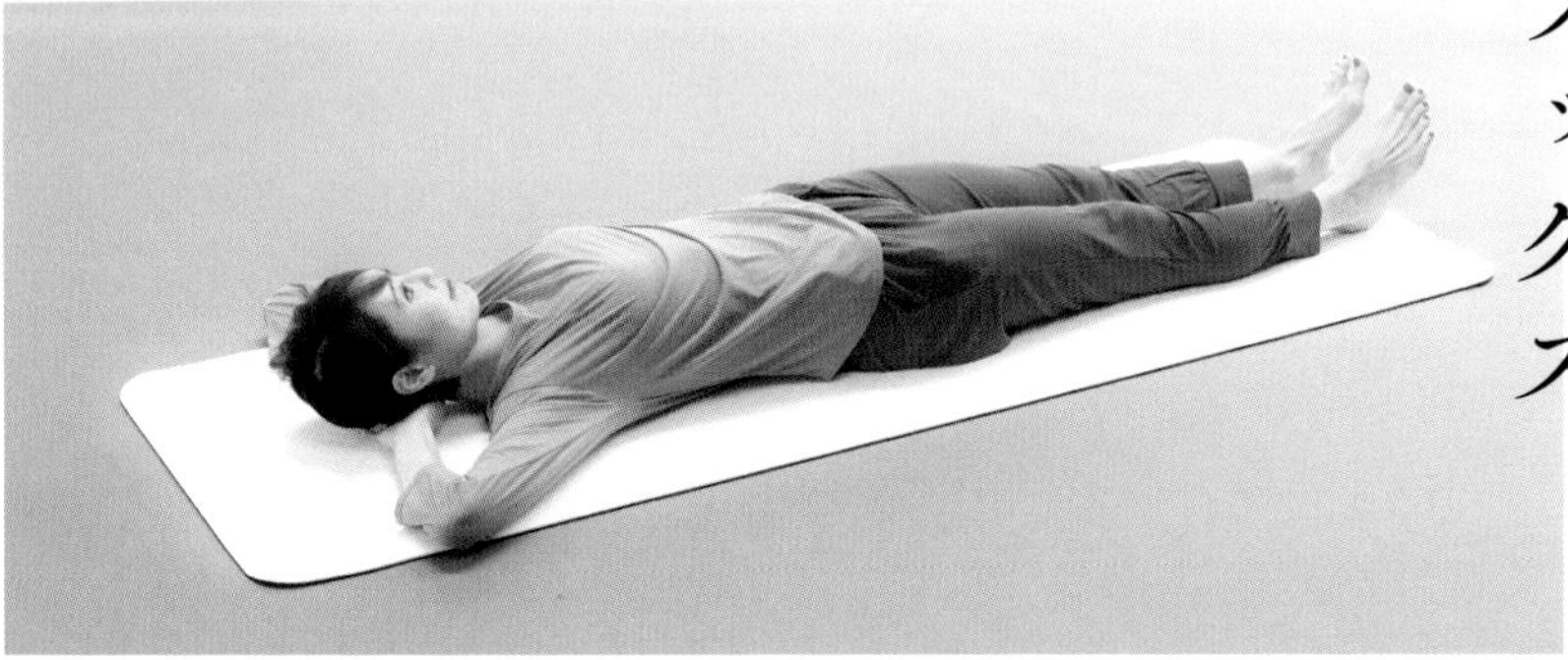

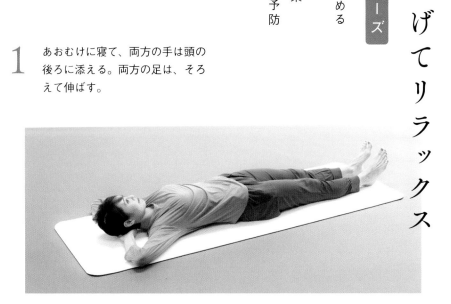

2 片方の足をもう片方の足にのせる。骨盤がねじれないように、体でバナナのようにカーブを描く。

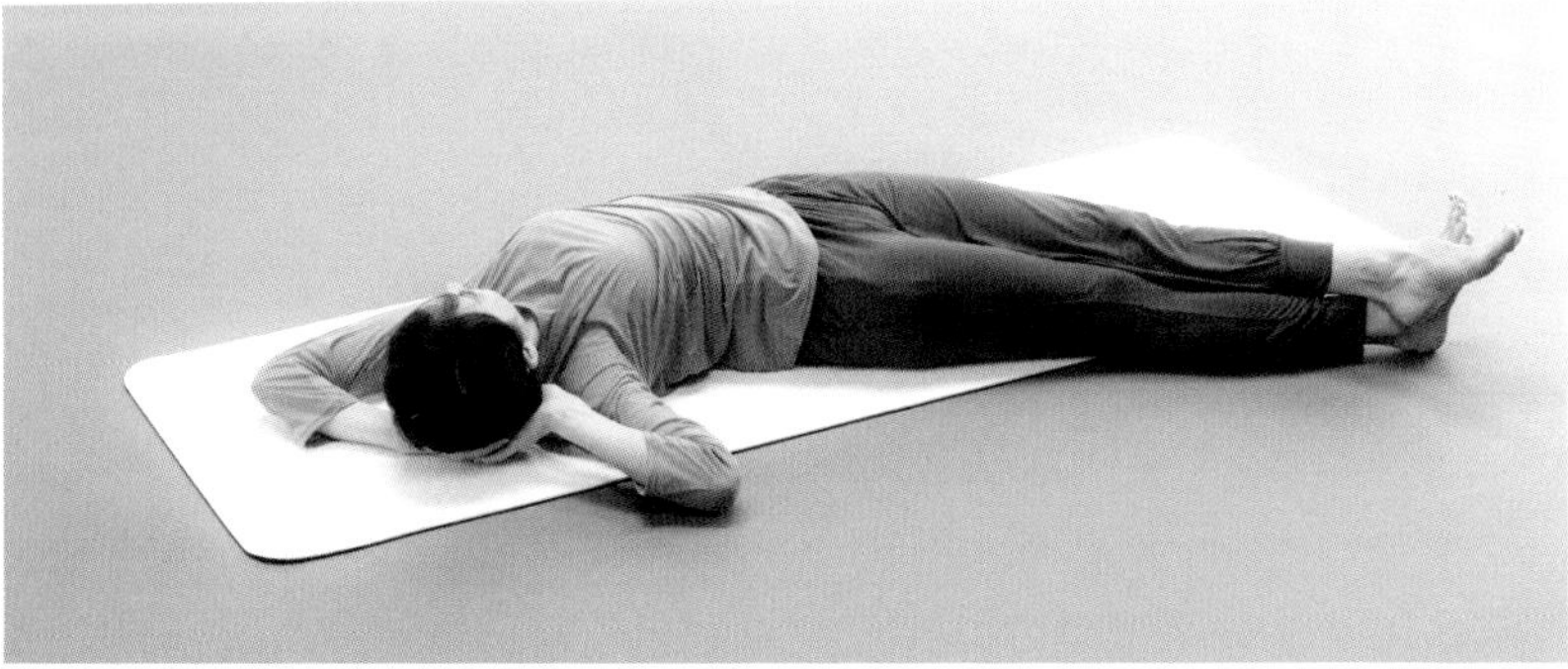

胸を自然に開くリラックス効果の高いポーズ。
内臓機能を高め、腰痛の緩和や予防にも。
体側の伸びを気持ちよく感じましょう。
骨盤がねじれないように注意して。

3 のせる足を変えて、反対側も行う。
カーブを描いた体側全体の伸びを
しっかりと感じる。

OTHER SIDE

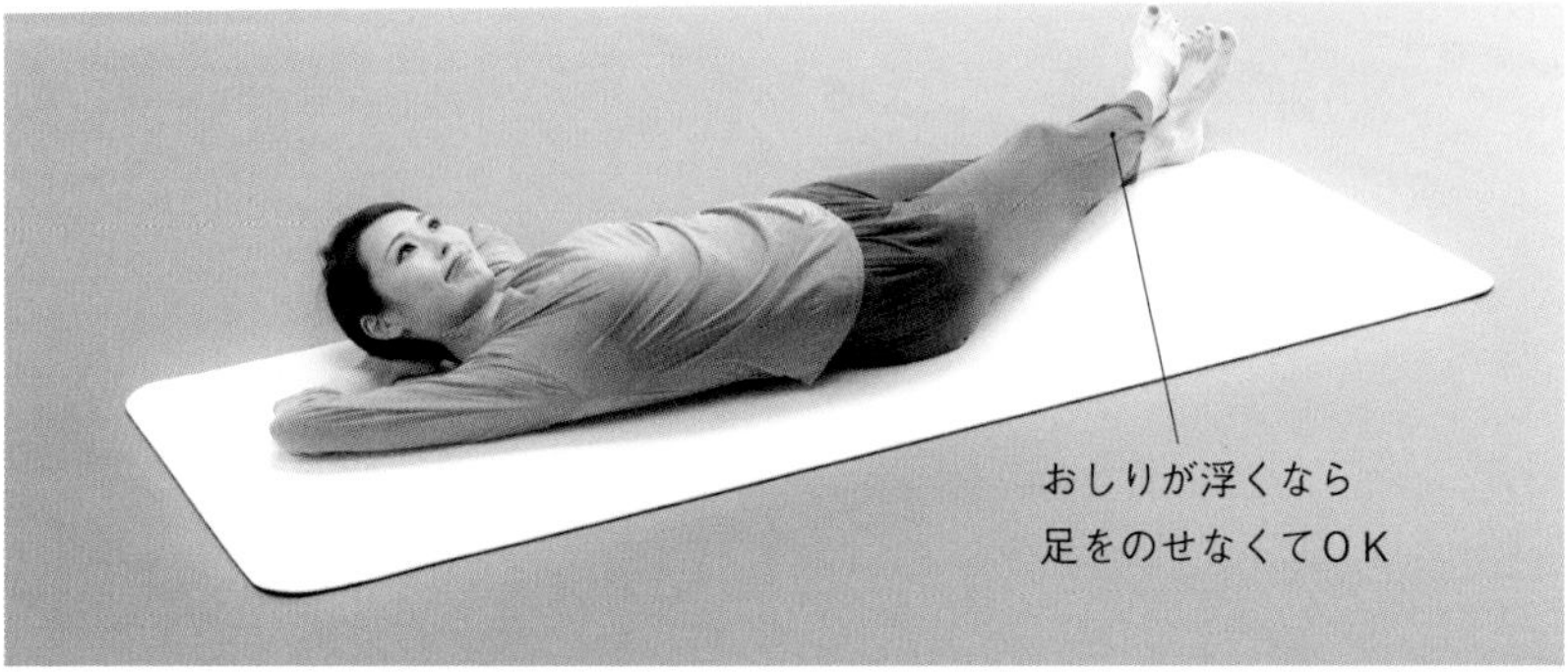

4 手を上に伸ばすと、さらにわきの
下の開放感を感じられる。目は閉
じてもOK。

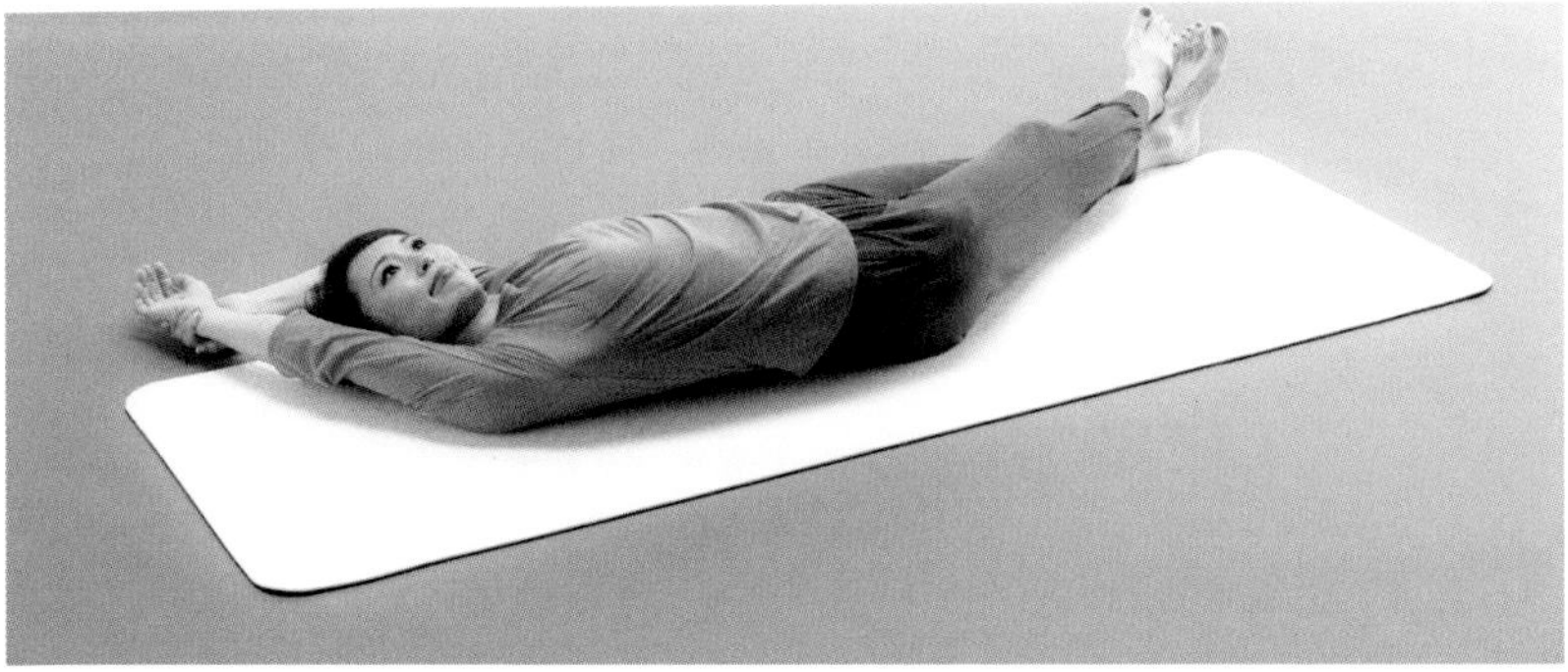

足を広げてウトウト

合せきのポーズ

◎股関節の柔軟性を高める
◎骨盤のゆがみ調整
◎自律神経をととのえる

寝たまま足を開くことで
股関節や骨盤のまわりがやわらかくほぐれて
安眠効果はもちろん
婦人科の不調改善も期待できます。
眠くなったら、このまま寝てもＯＫです。

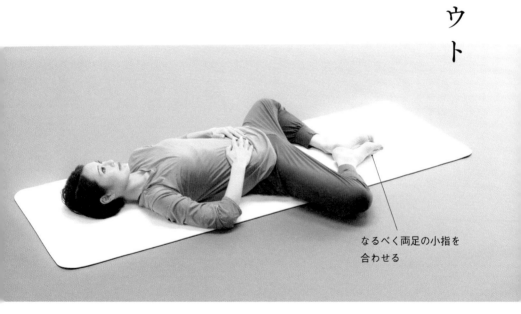

1 あおむけに寝て、両方の足裏を合わせて股関節を広げる。おなかに手を当てて呼吸を感じる。

EASY

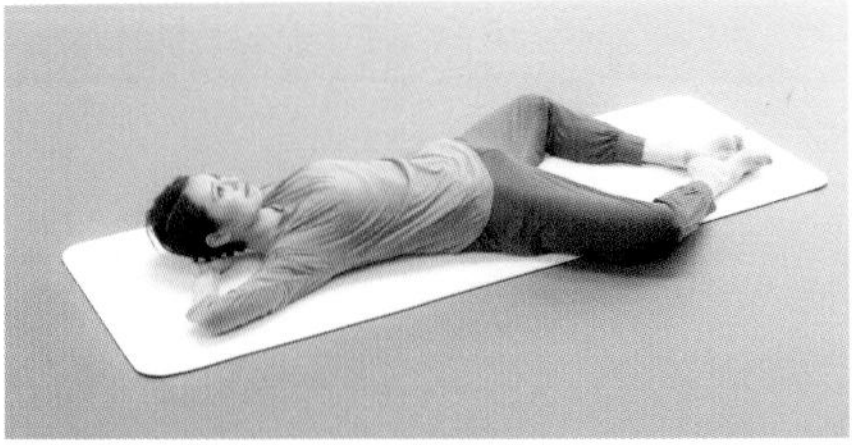

股関節は広げられる範囲で。きつい人は足を縮めず、ひざも床につけなくてＯＫ。

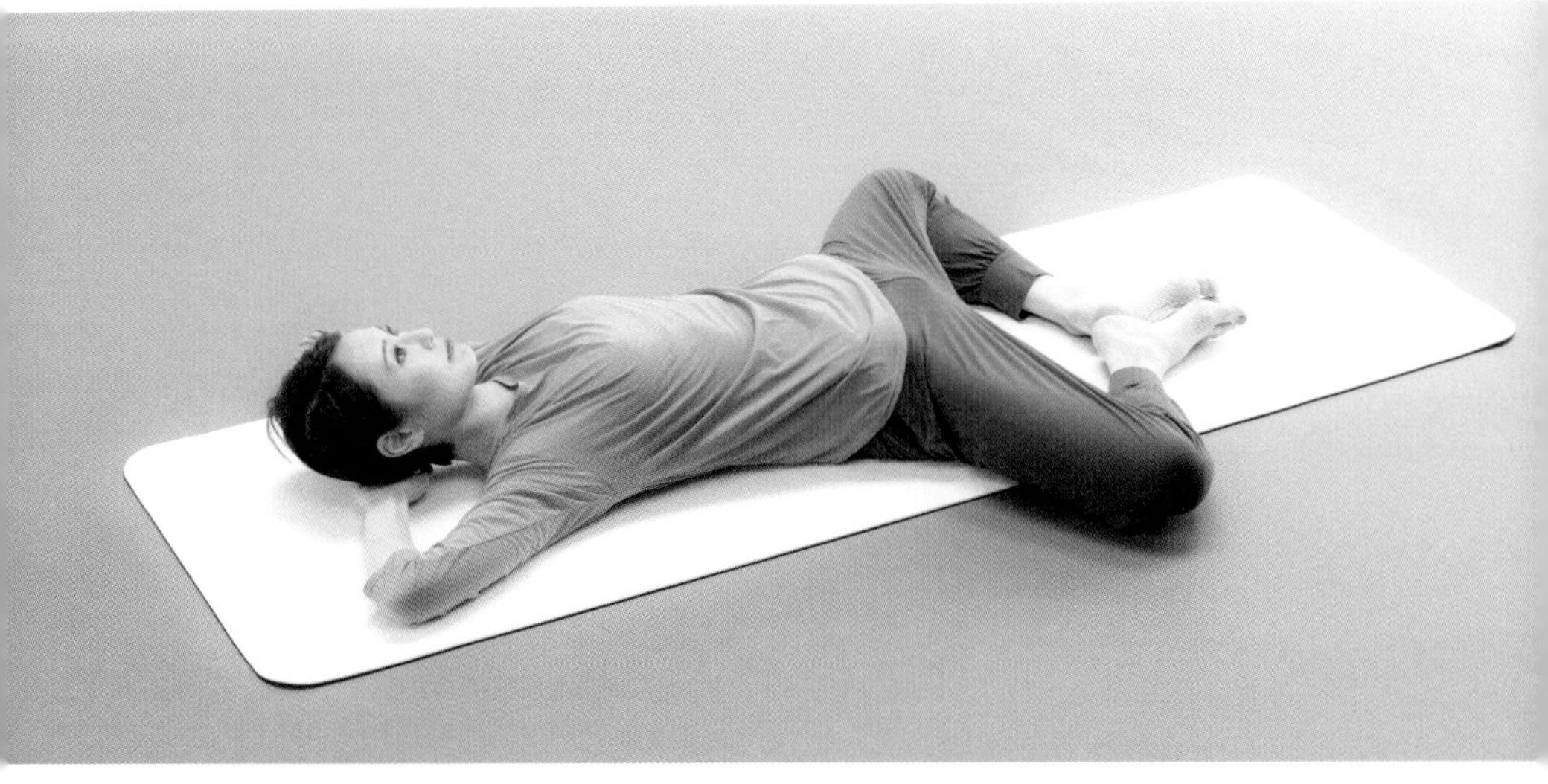

2 手を持ち上げると、肩や胸のまわりがほぐれて、より呼吸が深まる。目を閉じて呼吸を感じて。

ゆるストレッチをする

おふろ上がりは体がゆるみ、自然に柔軟性が高まる時間帯。ストレッチで体を伸ばしておくと、1日の疲れがとれて、体がこりにくくなります。動きがなめらかになるので、ヨガのポーズもとりやすくなるでしょう。

私の場合、バレエをやっていたせいか、足の疲れに敏感なので、足がむくんだり疲れたりしたまま寝たくない。スッキリと解消させるために、下半身のストレッチをメインに行います。特に股関節まわりをゆるめると、寝つきがよくなります。

といっても、わざわざそのために頑張る必要はありません。5分か10分、リビングの床やソファ、ベッドの上など好きな場所で、体をほぐしましょう。

おふろ上がりの習慣なので、真剣にやっているわけではなく、娘が遊んでいる様子を横で見ながら、ゆるく体を伸ばしています。まさに〝ゆるストレッチ〟なのです。

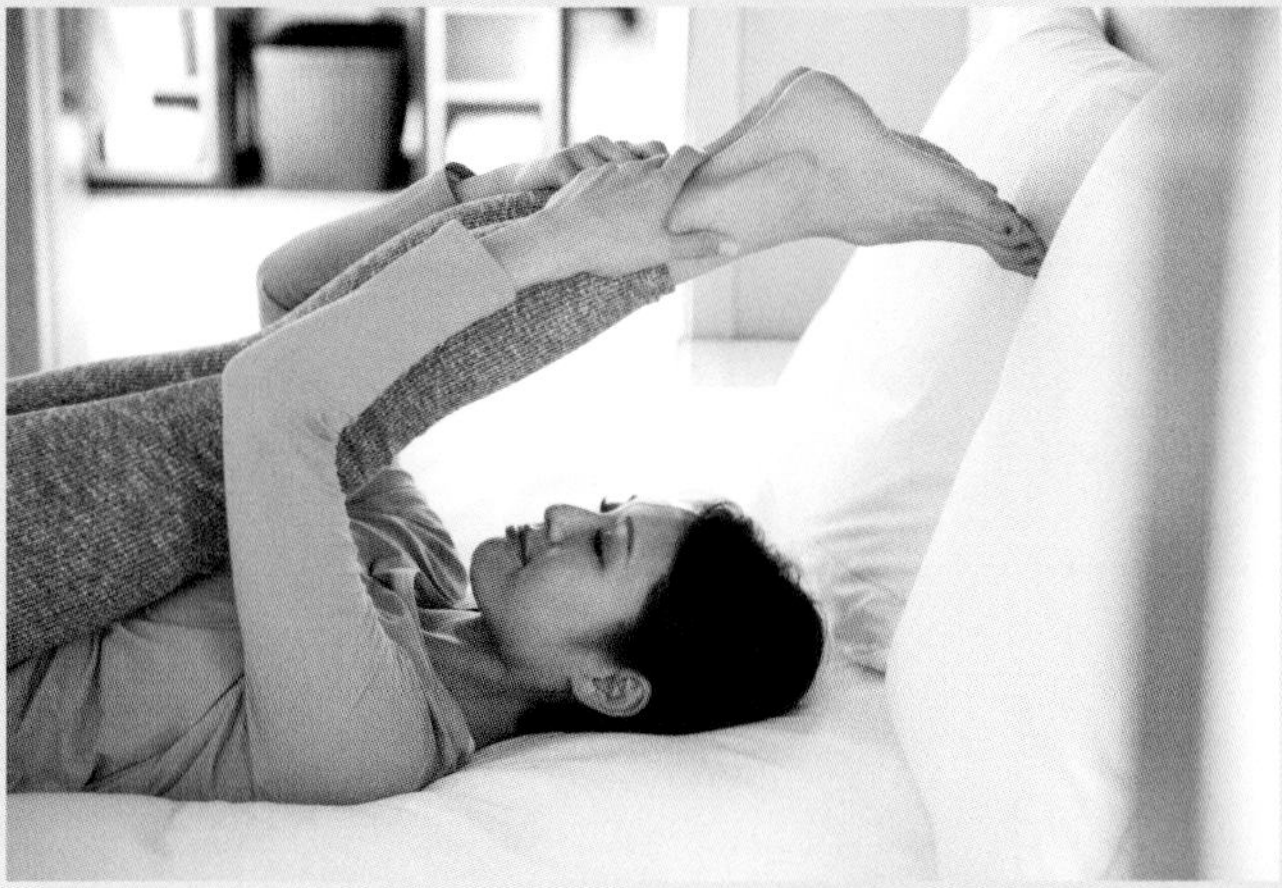
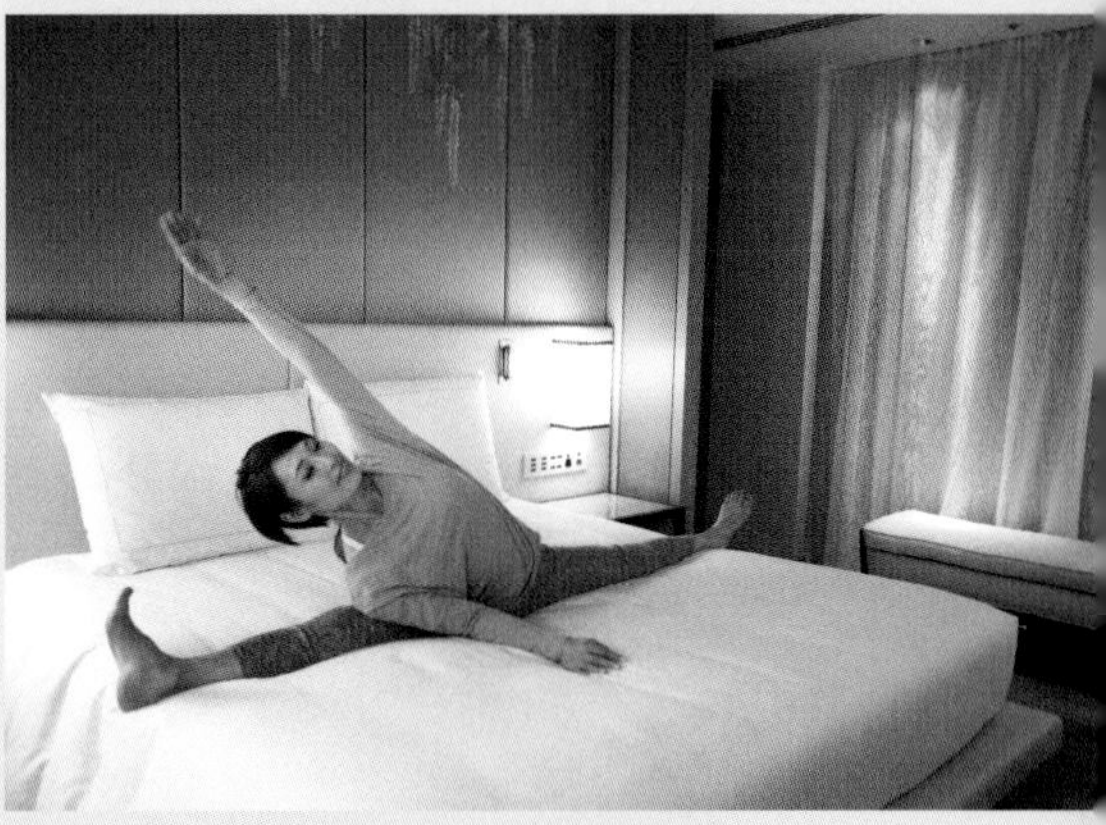
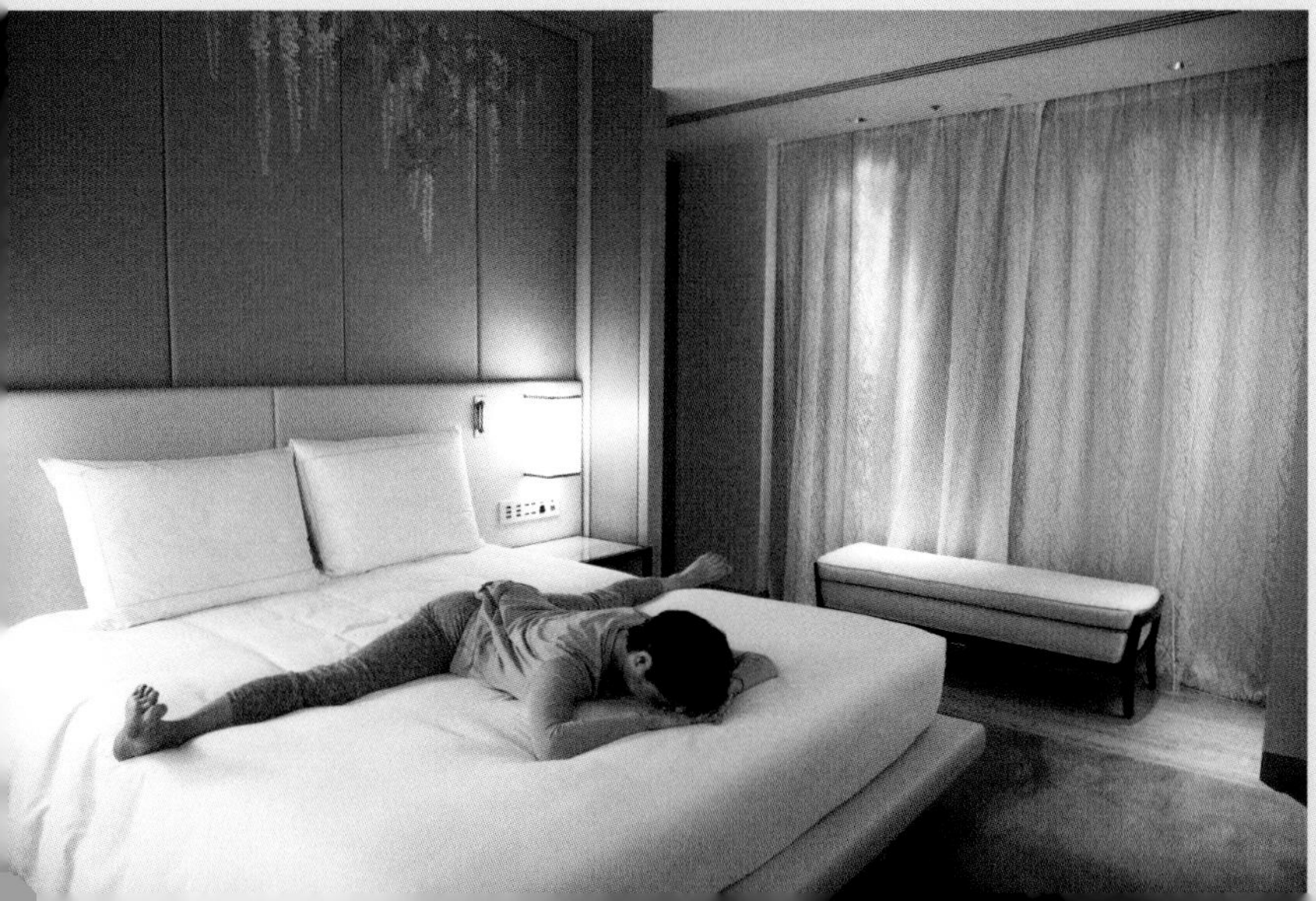

ゆるストレッチの仕方

おしりまわり

片方の足をもう片方の足にのせて前屈。
のせた足のおしりの外側と股関節まわりがほぐれる。

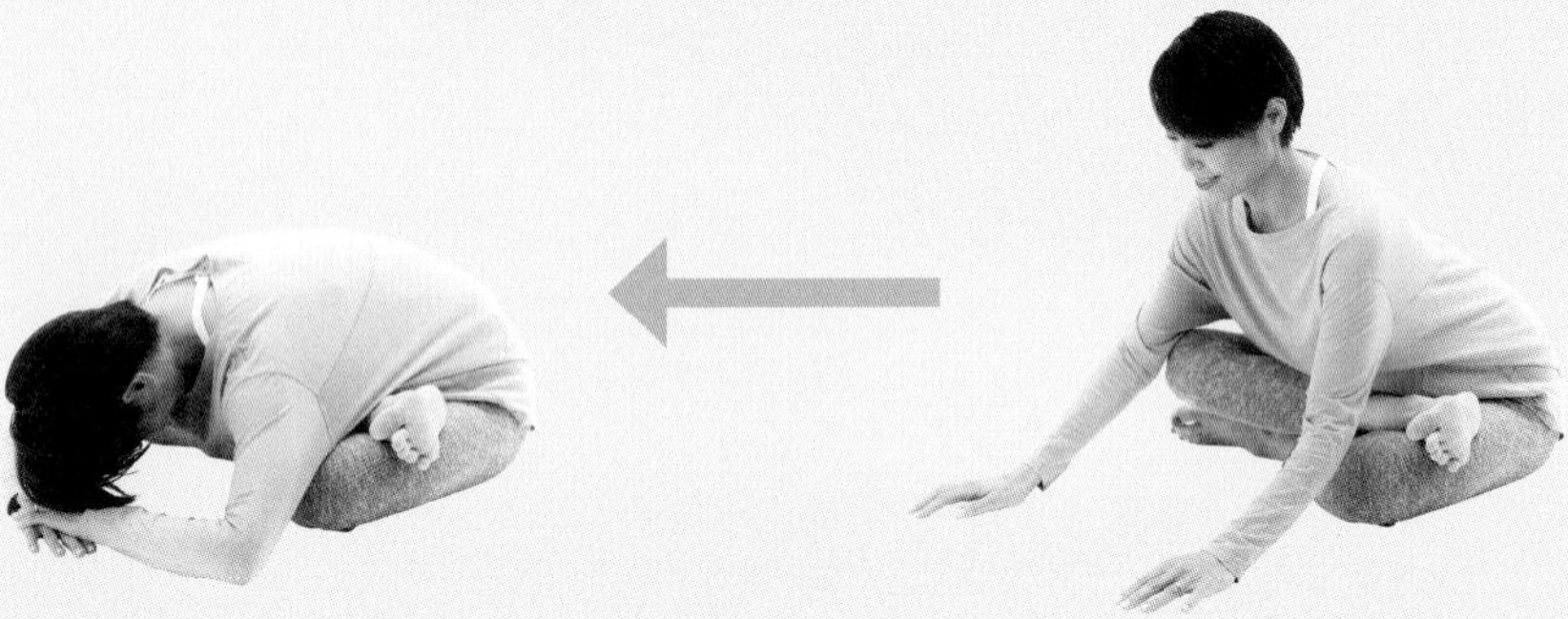

太ももまわり

ふくらはぎのあたりを持って片方ずつ足を上げてキープ。
太ももの裏側が気持ちよく伸びる。

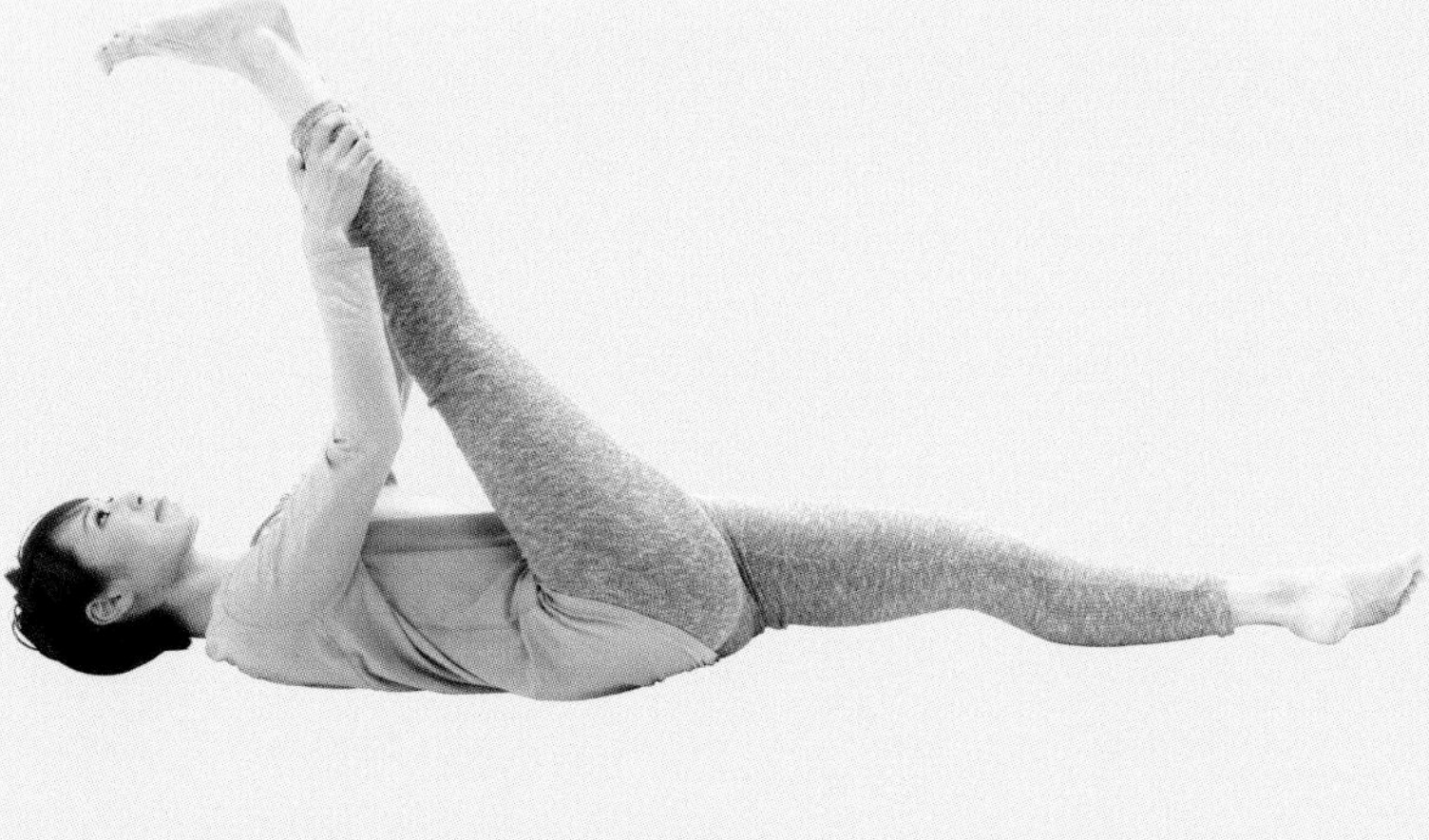

下半身をゆるめると
足の疲れがスッキリとれる！

股関節

両足を開いて股関節を伸ばす。持ち上げた手を横に伸ばして、
体を前に倒す。できる範囲でＯＫ。

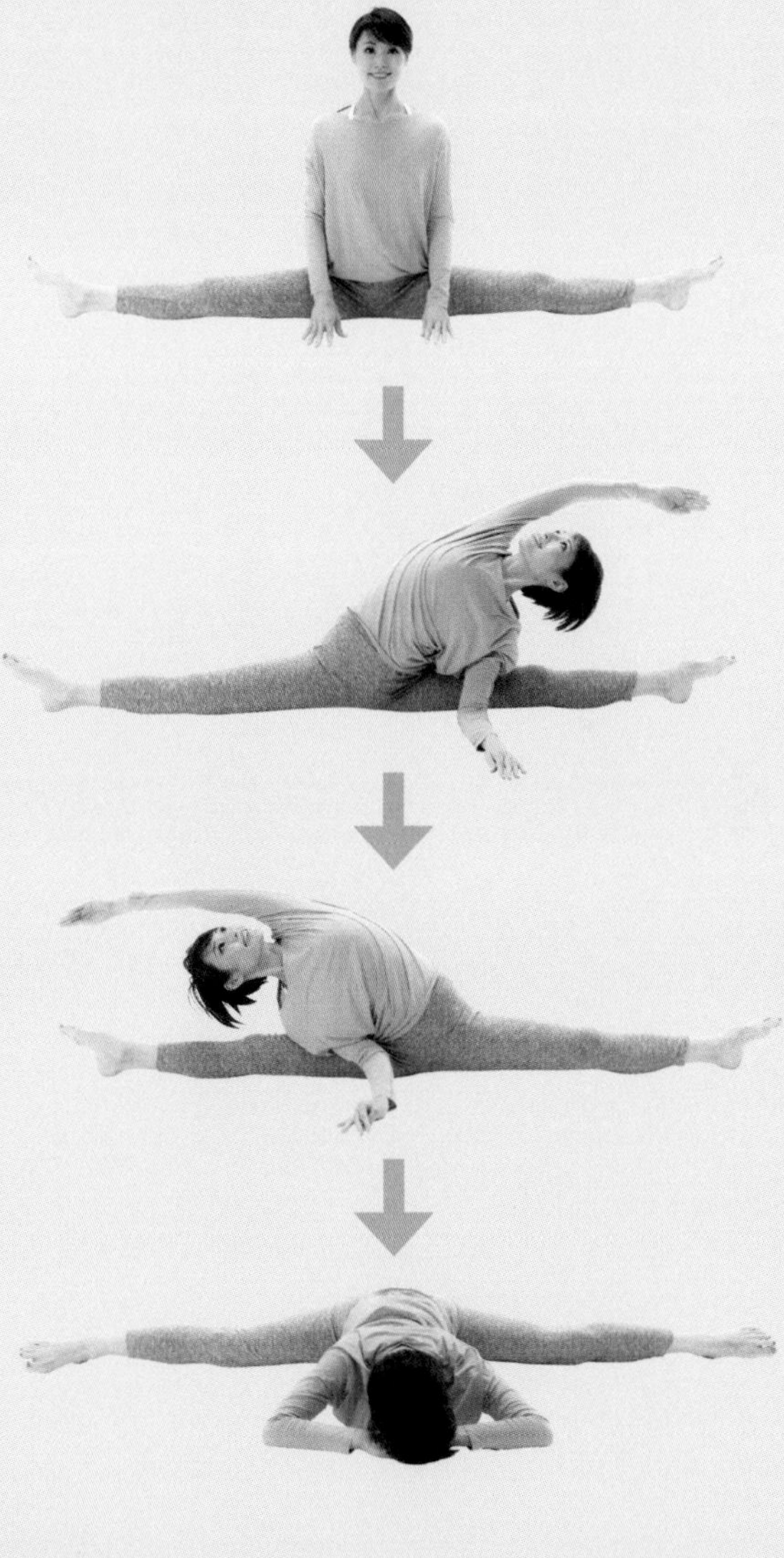

パートナーに足裏を踏んでもらう

1日中動いてクタクタになったときは、寝る前に夫のトモヤに足の裏を踏んでもらいます。私はうつぶせの姿勢で、土踏まずを上にします。そこをトモヤが、かかとで少しずつ踏むのです。踏み始めて5分もすると、気持ちよくなって、ついウトウト……。私にとっては最高のご褒美で、たまに肩もみの代わりにしてほしいと交渉しています（笑）。実は最初、足で踏むのではなく、手でもんでもらっていたんです。でも私の足の裏は厚いので、全然気持ちよくならない。「もっと強くして」と言っていましたが、あるときアジアのマッサージ店みたいに足で踏んだらいいんじゃないって、トモヤが試しにやってくれたら本当に気持ちよくて。

踏む人が壁に手を添えて体重をかけておくと、踏むときにバランスがとれて、踏まれるほうも足首を痛めません。

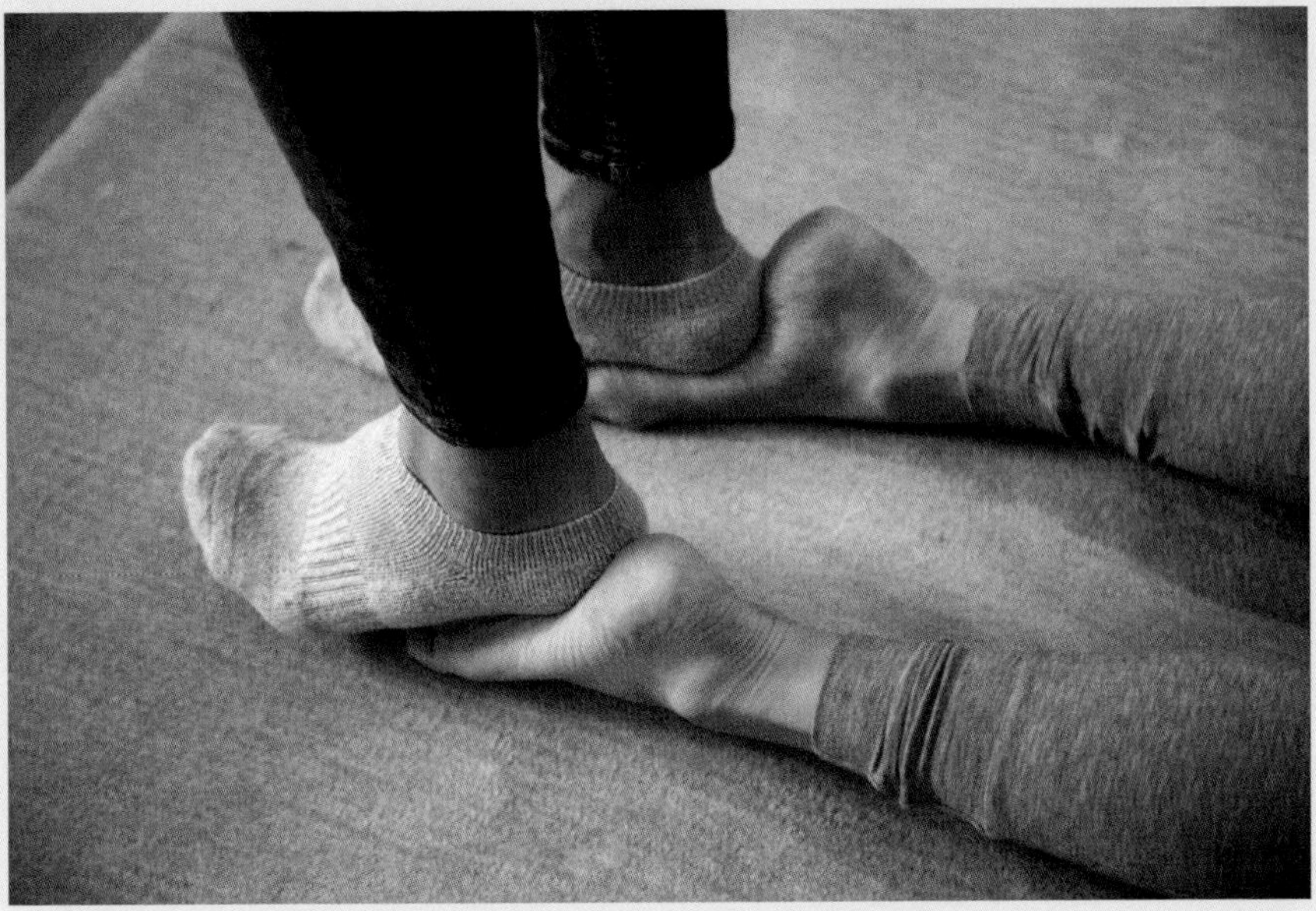

ハーブティーを飲む

おふろ上がりは冷たい炭酸水で、渇いたのどをうるおしますが、寝る前に何か飲みたいなというときは、体をあたためるハーブティーを飲みます。

お気に入りは「ラベンダー」「カモミール」「レモングラス」など。ラベンダーは、鎮静効果が高く、高ぶった感情を落ち着かせてくれます。カモミールは、ストレス解消や安眠効果に。やさしい香りに癒されます。消化を助けてくれるのがレモングラス。夕食後、寝る前に飲むのにぴったりです。

ホルモンのバランスをととのえると言われる「ルイボスティー」も愛飲しています。

海外のヨガスクールに置かれているのも、ハーブティーばかり。一口飲むだけで心も体もあたたまるハーブティーは、寝落ちヨガとも相性抜群です。

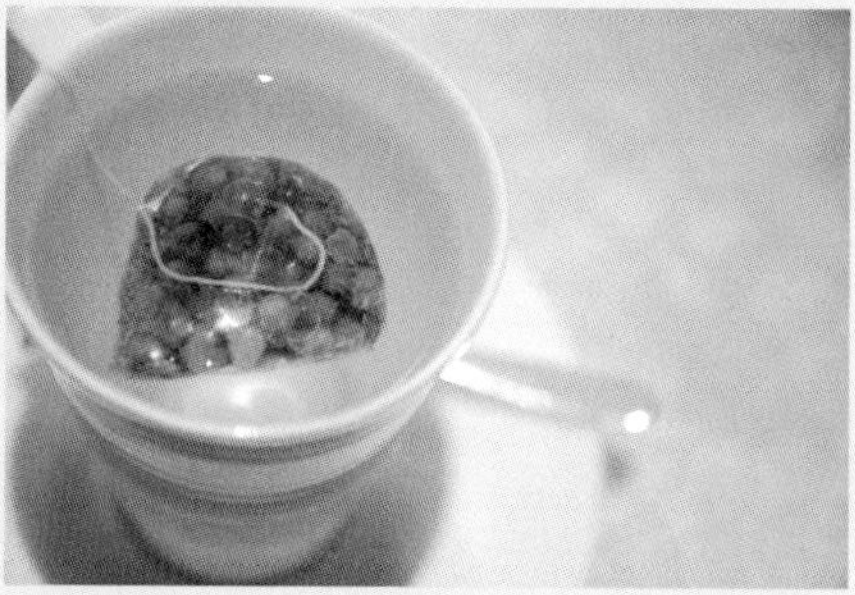

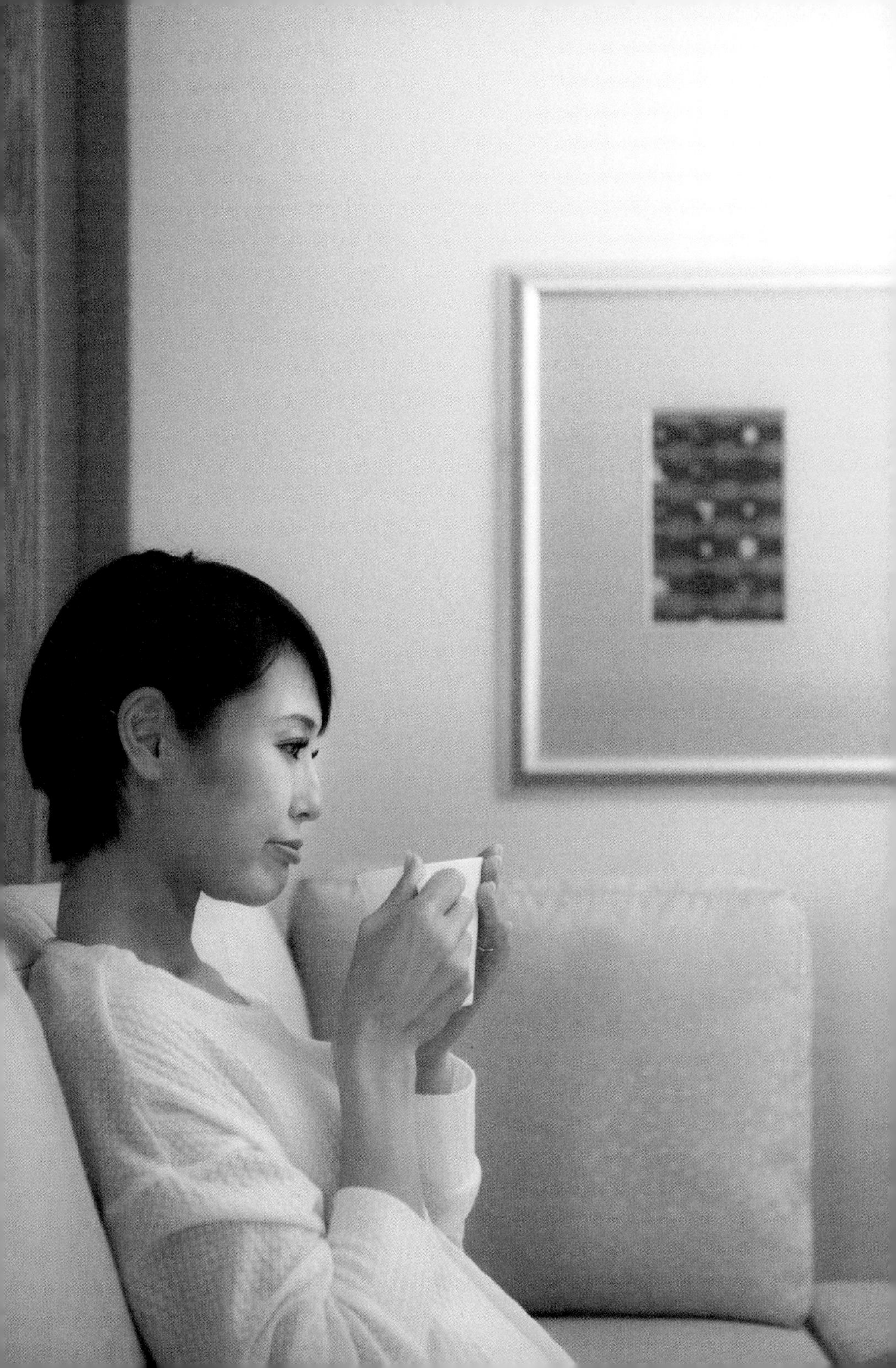

娘とおしゃべりしながら寝る

9時におふろから上がり、ゆるストレッチ、寝落ちヨガをして、寝るのは10時ごろ。娘といっしょにベッドに入って、あれこれおしゃべりしながら眠りにつきます。

「今日何が楽しかった?」と私が聞くと、娘は保育園でその日にあった楽しかったことやうれしかったことを話してくれます。

先日面白かったのは「○○ちゃんはチー（娘のこと）のことが好きなんだって。△△ちゃんもチーのこと好きなんだって。□□くんもチーのこと好きなんだって」って（笑）。それがうれしかったって自慢のように話すから、「モテるね」って（笑）。

ひととおりおしゃべりしたら、最後にどちらかが「今日も楽しかったね、おやすみ」って言って寝ます。娘の体をトントンして寝かしつけているうちに、私もあっという間に夢の世界に……。

たまに娘が先に寝て、取り残されたときは、自分に誘導瞑想《めいそう》をかけます。その方法は次のページでご紹介します。

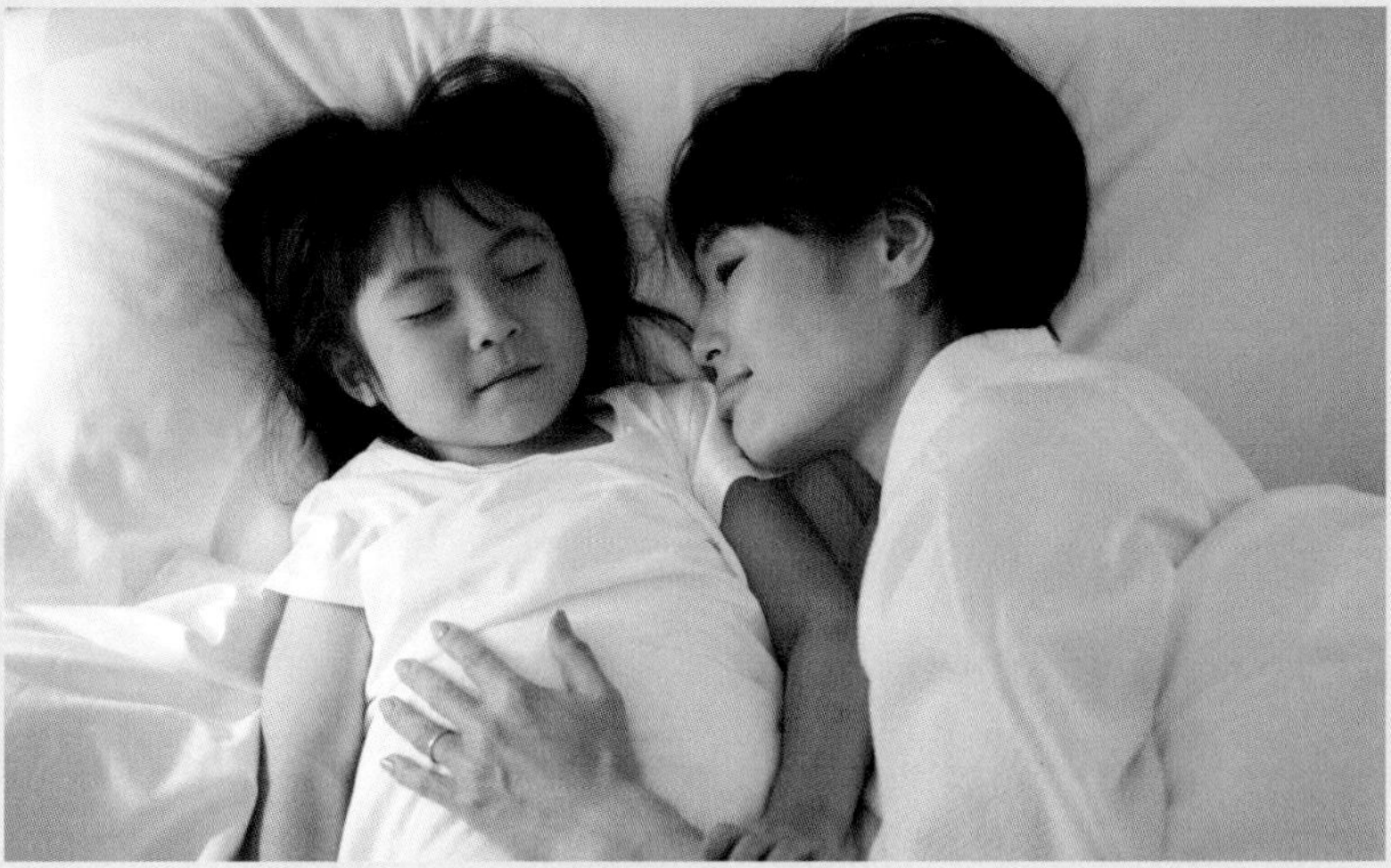

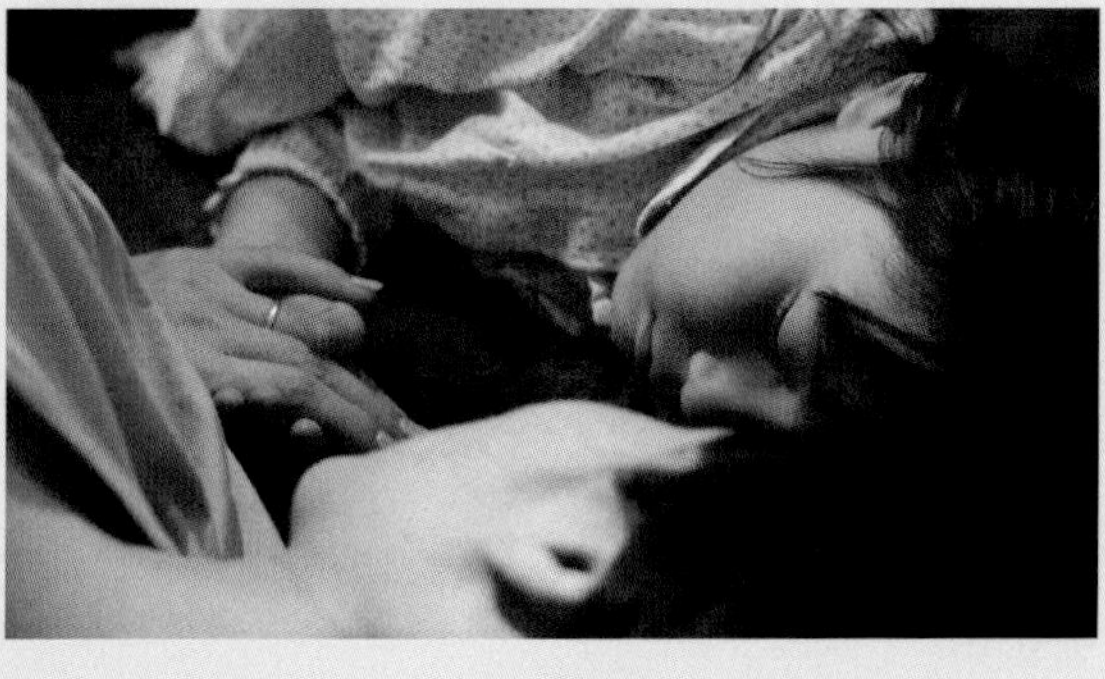

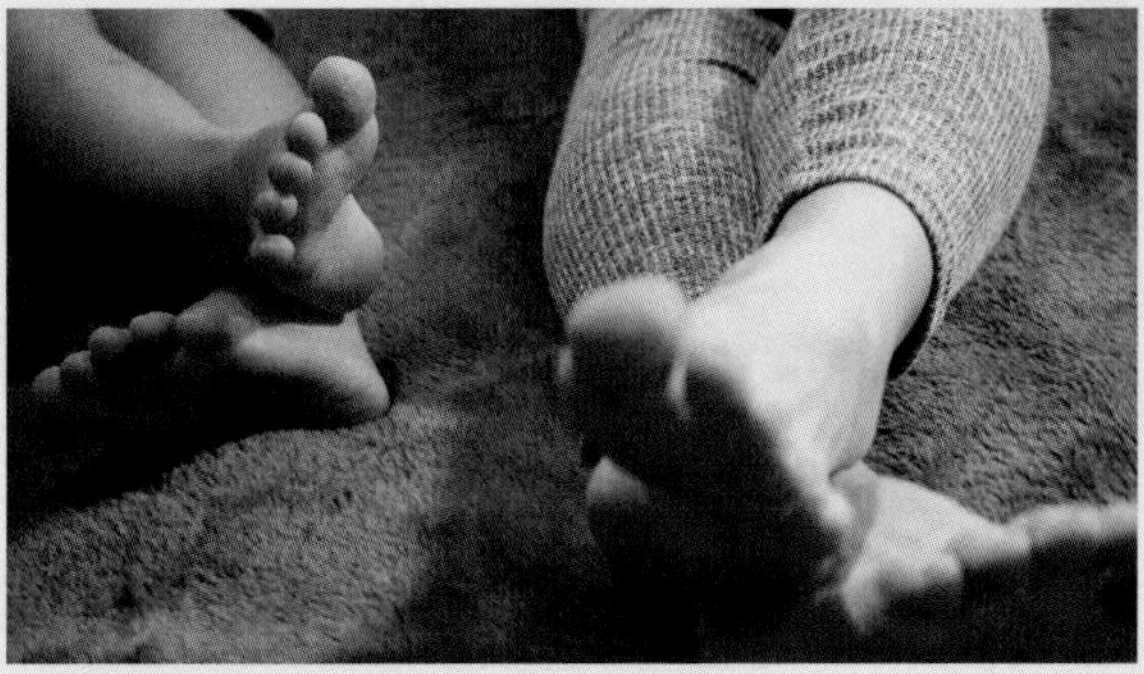

自分に誘導瞑想をかける

自分の体に意識を向けて声をかける
ボディスキャンと言われる方法です。

あおむけになり、両足は腰幅かやや広めに広げて
両腕も落ちつくところに、ゆったり広げます。
手のひらは上向きにし、指先の力もゆるめましょう。
目をやさしく閉じます。
首を左右に動かし、コロンコロンと頭の重さや丸みを感じましょう。
中心で動きを止めたら、後頭部を深く枕にゆだねていきましょう。
日中緊張しやすい目のまわりの力をゆるめます。
眼球の重さが感じられるくらい

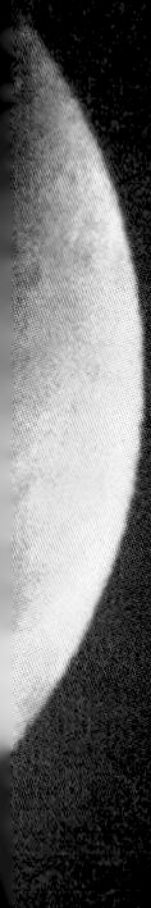

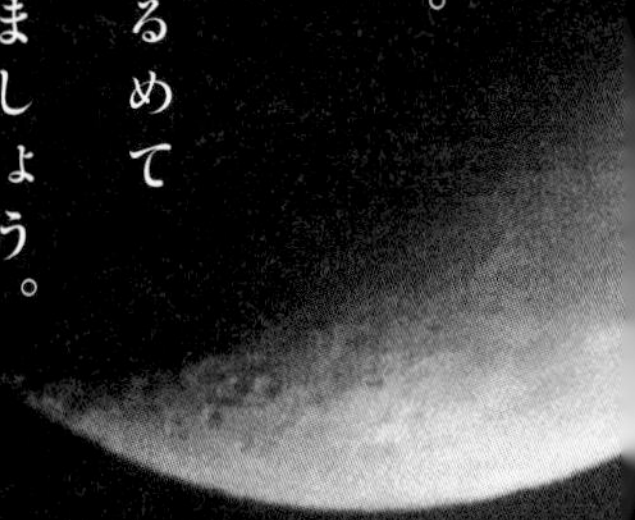

奥のほうまで眼球を沈ませます。
おでこや眉間のシワをとり
頬の筋肉や口元、奥歯の力もゆるめて
顔からすべての表情を解放させましょう。
胸や肩甲骨をリラックスさせ、脱力させた腕の重さを感じます。
その腕の重さで鎖骨から胸は、さらに広がりやすくなるでしょう。
お腹まわりや骨盤をゆるめて、おしりや両足の力も抜きます。
息を吐くたびに余分な緊張や力が抜け
全身が深く大地に沈んでいく様子を客観的に眺めていきます。
あたたかい呼吸が全身に行き渡ります。
忙しい日常から抜け出し、そのままここちよく、
地球の重力へと身をあずけていきましょう。

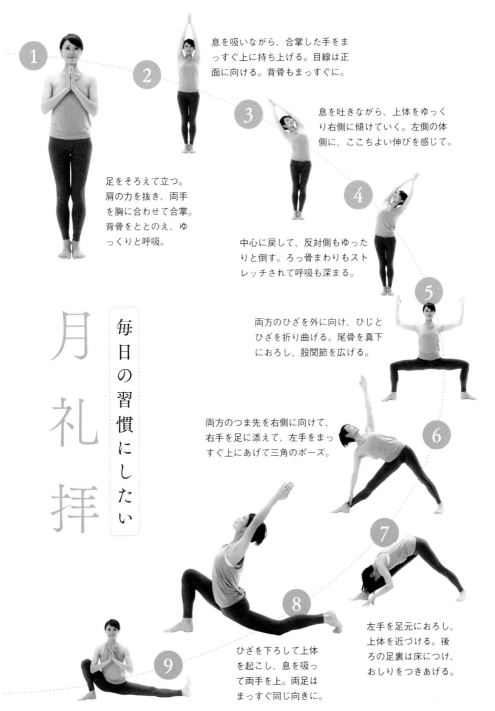

月礼拝

毎日の習慣にしたい

1

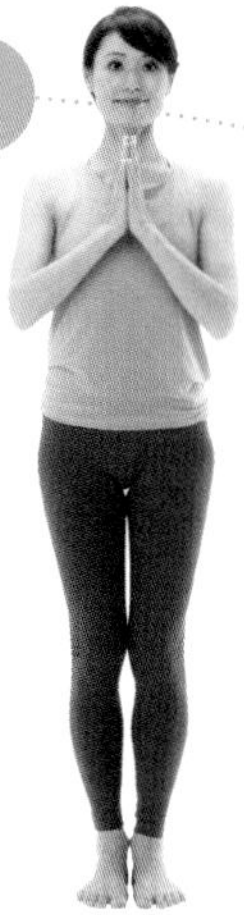

足をそろえて立つ。肩の力を抜き、両手を胸に合わせて合掌。背骨をととのえ、ゆっくりと呼吸。

2

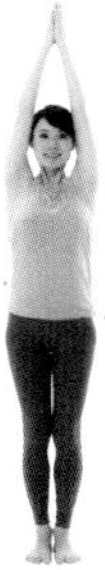

息を吸いながら、合掌した手をまっすぐ上に持ち上げる。目線は正面に向ける。背骨もまっすぐに。

3

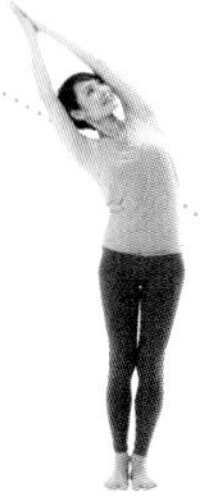

息を吐きながら、上体をゆっくり右側に傾けていく。左側の体側に、ここちよい伸びを感じて。

4

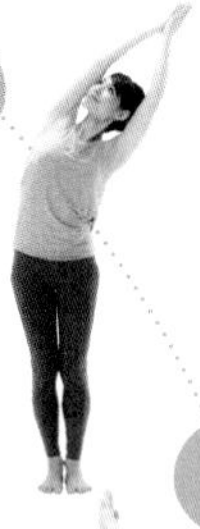

中心に戻して、反対側もゆったりと倒す。ろっ骨まわりもストレッチされて呼吸も深まる。

5

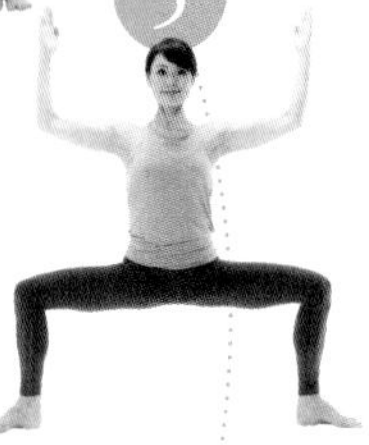

両方のひざを外に向け、ひじとひざを折り曲げる。尾骨を真下におろし、股関節を広げる。

6

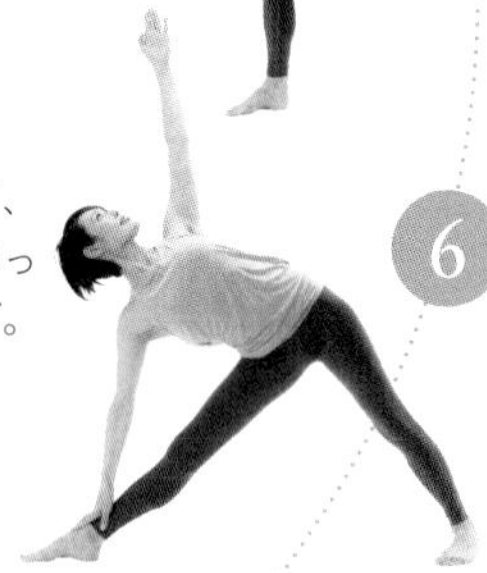

両方のつま先を右側に向けて、右手を足に添えて、左手をまっすぐ上にあげて三角のポーズ。

7

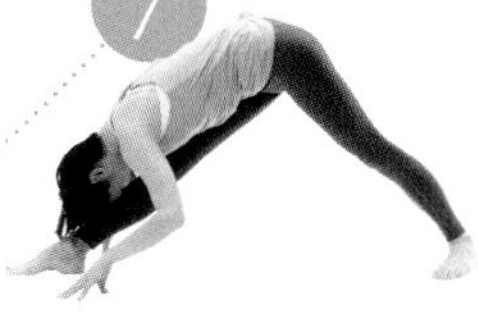

左手を足元におろし、上体を近づける。後ろの足裏は床につけ、おしりをつきあげる。

8

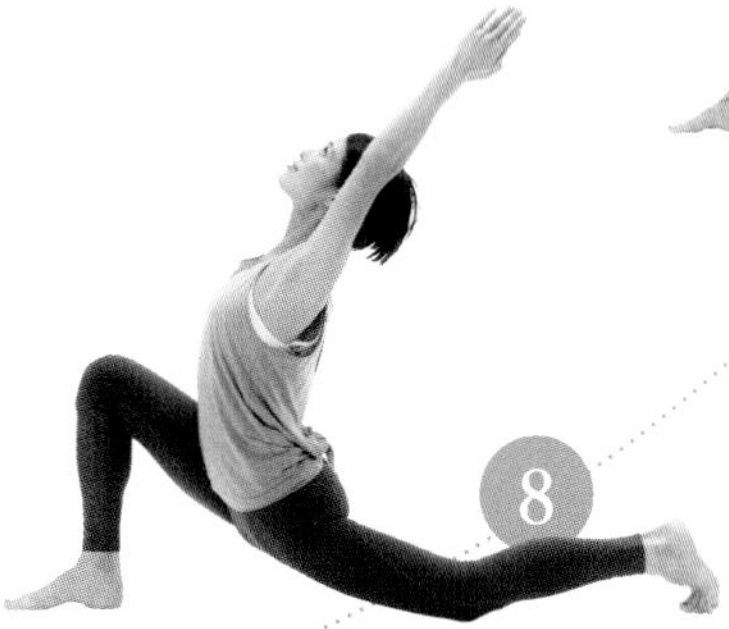

ひざを下ろして上体を起こし、息を吸って両手を上。両足はまっすぐ同じ向きに。

9

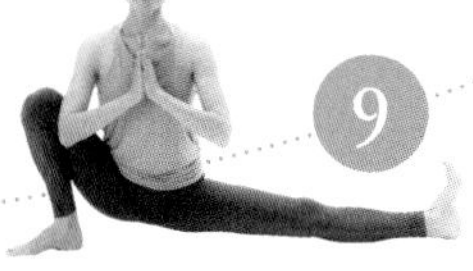

左の足のつま先を真上に向けて、背骨をととのえる。右のひじでひざを押し、両手は胸の前に。

新月や満月に行う月《つき》礼《れい》拝《はい》は、
高ぶった気持ちを
落ち着かせる効果があります。
副交感神経が優位になりやすいので、
毎日の習慣にぜひ。

10

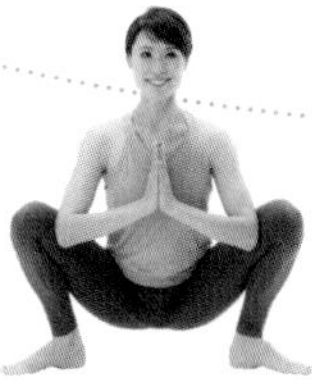

足を中心に引き寄せて、はなわのポーズ。両ひじで両方のひざを内側から押す。

11

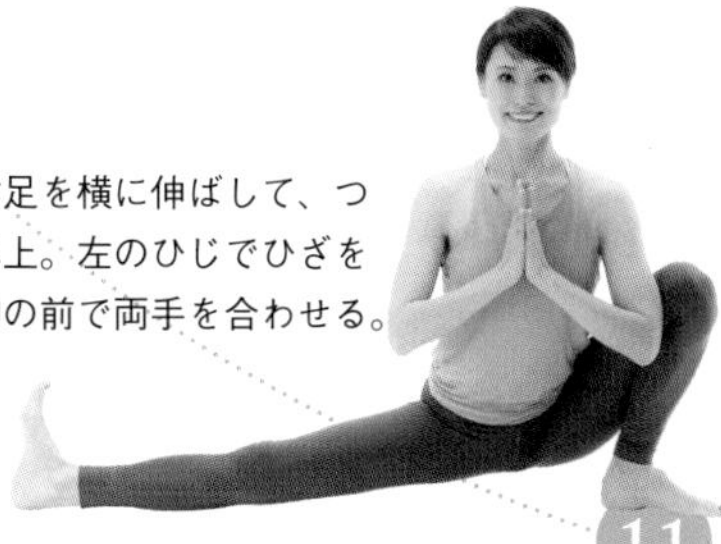

今度は右足を横に伸ばして、つま先を真上。左のひじでひざを押し、胸の前で両手を合わせる。

12

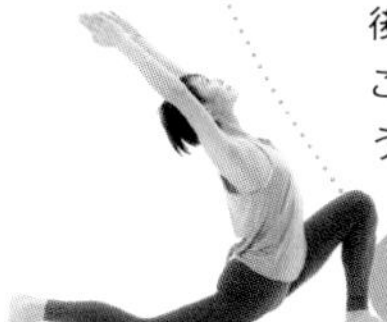

後ろ足のひざをつき、上体を起こして尾骨を真下におろす。吸う呼吸で両手を持ち上げる。

13

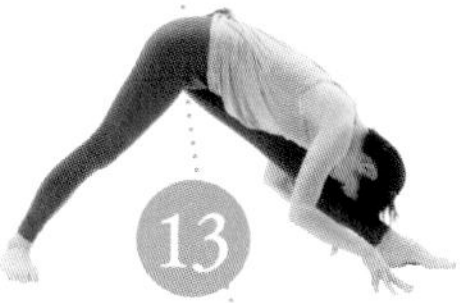

右手を足元におろす。後ろのつま先を少し内側に向け、息を吐いて足と上体を近づける。

14

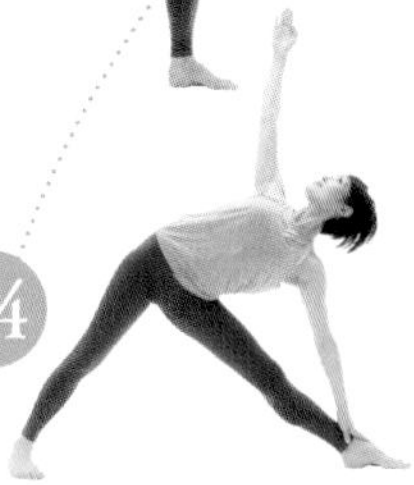

両方のつま先を左側に向け、体を遠くにひっぱる。右手を頭上に持ち上げて、胸を大きく広げる。

15

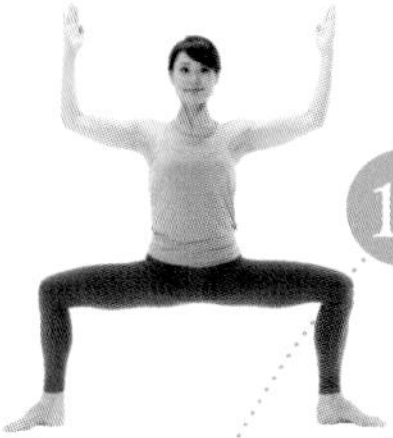

再び「5」のポーズと同様に、両方のひざを外に向け、ひじとひざを折り曲げる。両足は外向き。

16

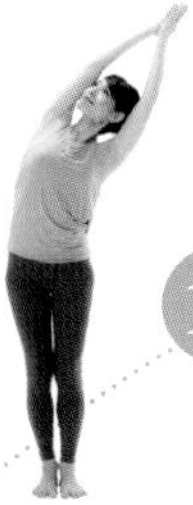

両足を閉じて「4」と同様に、両手を持ち上げて息を吸いながら上体を左側に倒す。

17

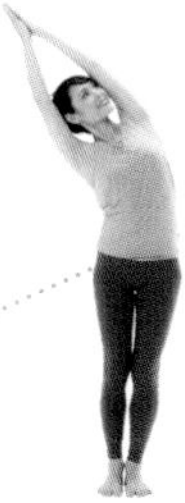

両手を中心に戻し、「3」のように上体を右側に倒す。体側に伸びを感じて呼吸を深める。

18

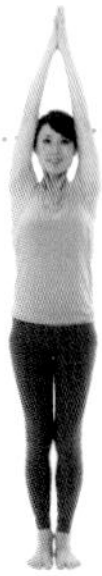

両側に体を倒したら、「2」のように息を吐きながら両手を持ち上げて、胸の前で合掌。

動画でCHECK!

このページのポーズは動画で見られます。
〔ゆったり月礼拝☆　女性らしくしなやかなボディラインを作る!〕#286 ／16分

こんなときはどうしたらいい？

寝落ちヨガ Q&A

Q1

体がかたくて、うまくポーズがとれません！

体がかたい人は、ポーズの形は気にせず、足をつく位置やひざの開き方を調整し、自分のできる範囲で行えばOKです。無理のないところでホールド時間を長くしているうちに、だんだんと柔軟性が高まります。特に股関節や肩まわりを意識して伸ばしていくとよいでしょう。

ポーズがきついと感じるときは、無意識に呼吸ができていないことがあります。呼吸にフォーカスすると体がゆるむことも知っておくといいですよ。

Q2

体に痛みがあるときはどうすればいい？

腰や肩、ひざに痛みがあるときは、痛いポーズはしない、あるいは痛くないところまで行いましょう。

たとえば四十肩や五十肩の人で腕をこれ以上、上げると痛いというときは痛くないところまで上げればOK。腰痛の人も腰が痛くて前屈できないときは、ここちいいところまで倒せれば、そこがベストと考えましょう。ひざが痛い場合は、股関節まわりをほぐすと痛みがとれるケースもあります。

Q3

調子がいまいち。生理中にしても大丈夫ですか？

寝落ちヨガのポーズは、すべて生理中でも行えます。

もちろんポーズをとると不快なときは、やめておいたほうがよいですが、「亀のポーズ」（P20）や「ハッピーベイビー」（P34）、「合せきのポーズ」（P98）など、骨盤内の血行を促進するポーズは、むしろ生理前のイライラや生理痛の緩和などに役立ちます。

ふだんから習慣にしておくと、婦人科系の不調の改善にもつながります。

Q4

毎日やっているとダイエットになりますか？

寝落ちヨガで筋肉のこりをほぐすと、血行が促進されて、体の内側からあたたまります。体があたたまると代謝がアップし、脂肪燃焼作用が働くため、ダイエット効果も期待できます。また眠りの質も高まるので、心身のバランスがととのい、食欲が抑えられたり、アクティブに動けたりして、やせやすい体になります。とはいえ速効性のあるものではありません。やせたいなら、習慣にするのが近道！

おすすめ動画

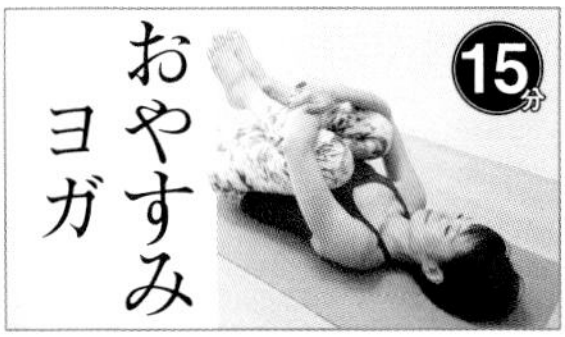

【ぐっすり安眠】
夜寝る前のヨガで自律神経を
整えよう！ 初心者にもオススメ☆
#391 ／16分

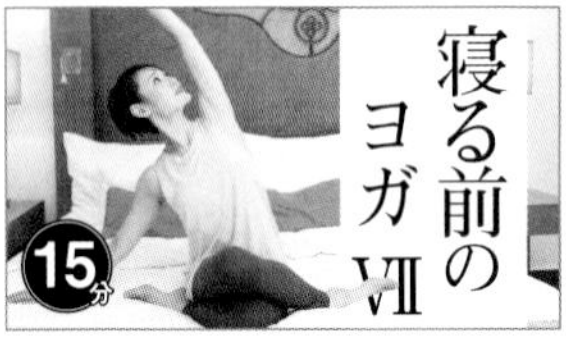

【毎晩15分】
寝つきが格段に良くなる
おやすみヨガ☆
#372 ／16分

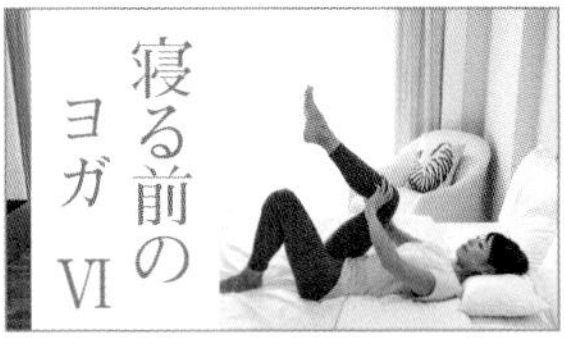

寝たままできる究極の
リラクゼーションヨガ
#265 ／21分

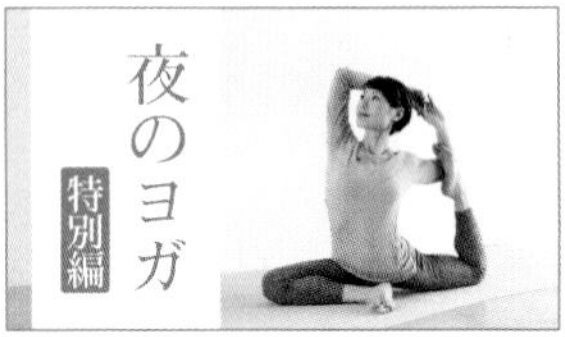

自律神経みるみる整う夜のヨガ☆
今日の疲れを完全リセット!
#252 ／25分

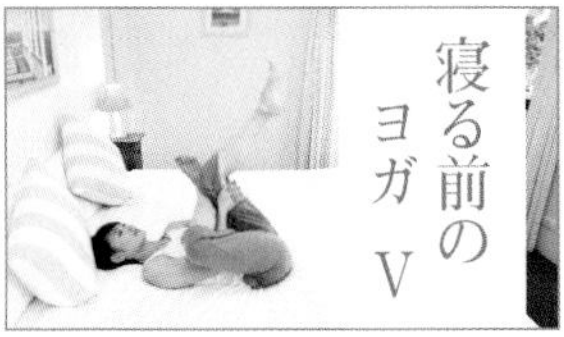

夜寝る前のヨガで
眠りの質を高めよう!
初心者の方にもおすすめ☆
#238 ／22分

その他、おすすめの安眠ヨガをご紹介します。
気になるタイトルは、QRコードでYouTubeにとぶか、
#の動画番号で検索を。

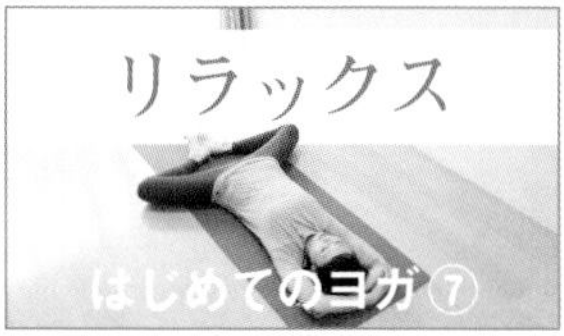

寝たままできるリラックスヨガ☆
心と体を軽くする
#217 ／18分

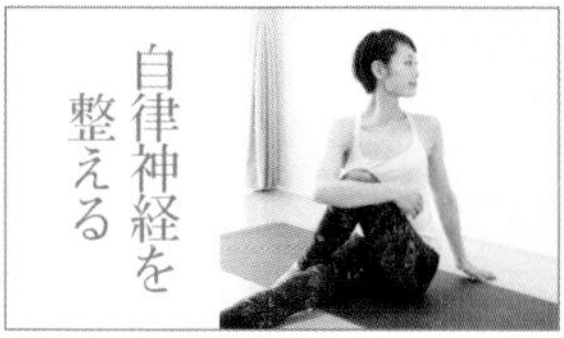

自律神経の調子を整える
リラックスヨガ!
初心者の方にもおすすめ☆
#207 ／35分

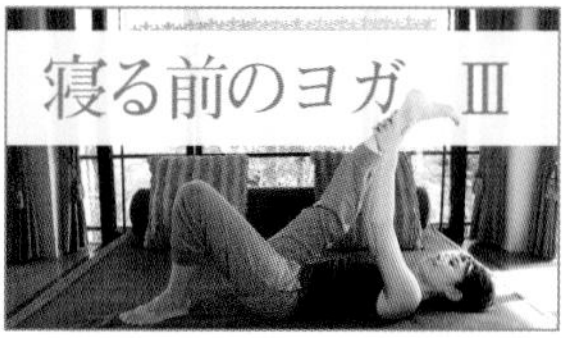

寝る前のヨガで心と体を癒そう!
初心者の方にもおすすめ☆
#178 ／17分

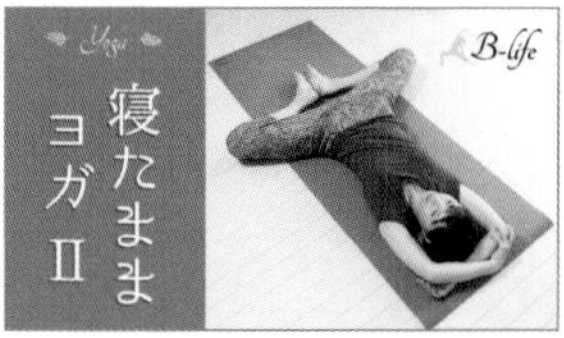

寝たままできる
自律神経を整えるヨガ☆
やる気が出ない時にオススメ
#109 ／16分

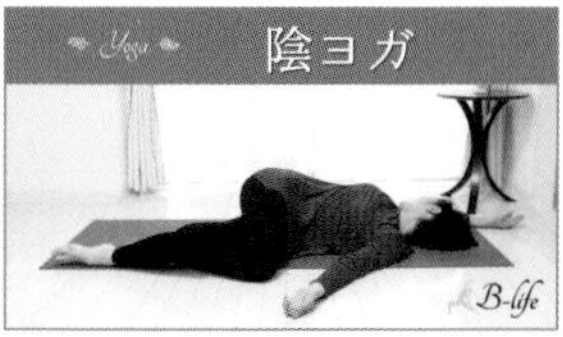

陰ヨガで自律神経を整える
安眠効果バツグン☆
#64 ／23分

PART 4

1日の最後は静かに自分と向き合う

明日の自分を励ます言葉

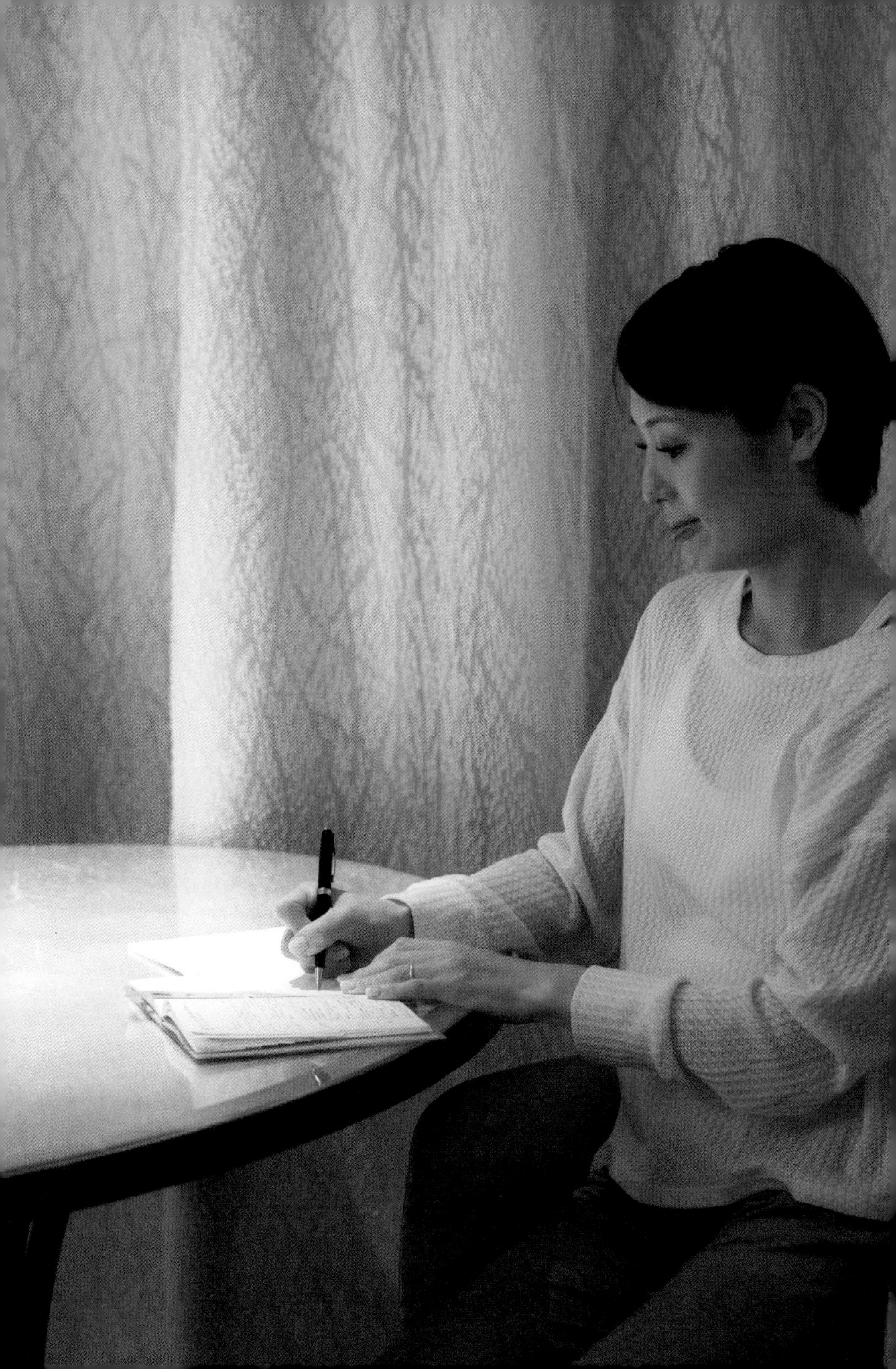

introduction

手帳に今日あったことを書く

私にはストレッチやヨガを終えて、寝る前に必ず心を落ち着けてする習慣があります。それは「手帳に今日あったことを書く」ということ。

たとえば「動画の撮影」「ピラティスを受講」「友人とランチ」など、その日1日したことを箇条書きで書き出します。見開き1カ月のカレンダータイプの手帳なので、1日分のスペースは小さな枠。ここにおさまるように書くので、日記というよりメモですね。仕事は青、プライベートは赤、トレーニングは緑、と項目別に色を分けています。

この小さな習慣は、高校時代に生まれたもの。バレエの先生からその日に言われたことをすべて手帳に書いて「今日はここまでできた」とチェックしたり、あとから「ここはできている」「ここはできてない」と見返したりしていました。

こうして書き出して振り返ると、「今日も頑張ったな」「これだけやったんだな」と自分をいたわって1日を終えられます。

私の場合、「1日にひとつ充実したことをする」という目標が常にあります。レッスンだったり、スタジオ撮影だったり、何か自分の達成感が得られるものがあると、より満足度の高い1日になります。

ぼんやり1日を過ごしていると、1日はあっという間に過ぎていきます。たまにそういう1日を過ごすと、今日は何もしていないなって、ウツウツとしてしまい、心が晴れない。だらだらしていると、夜もよく眠れません。そういう日を過ごすのがイヤなので、やはり1日をムダにせず、今日はこれができたからOKという感覚で過ごしたいですね。そうするとだんだん思考もポジティブになってきます。

何もない日は「10㎞走る」という目標を先に立てて、手帳に書いてしまいます。その目標が達成できれば、またひとつ満足感が得られますから。

明日の自分を励ます言葉①

今日の選択の積み重ねが未来をつくる

今日どこに行くか、誰と会うか、会った人とどんな話をするか……、そういった毎日の行動のすべてが自分の選択と決断で行われています。私が何かを選ぶときは、どうするか。迷わずポジティブなほうを選びます。

ランチを選ぶときも直感で食べたいものを選びますし、家族や自分にかける言葉もなるべく前向きな言葉をかけます。どんな小さなことでもネガティブな選択をしていると、ネガティブな方向に進むし、ポジティブな選択をしていれば、ポジティブな方向に進みます。1週間、1カ月ではそれほど変わらなくても、何年かすると大きな差になってきます。その積み重ねが、まさに未来をつくるので、私はこの瞬間の小さな選択を大切にしていきたいと思っています。

とはいえ私も、ときには心が疲れてイライラして、ついネガティブな考えがわくことがあります。でも、そういう感情に気づいたら、すぐに気持ちを切りかえる。ダラダラと引きずるのは思考の癖ですから、引きずらないように気をつけます。私の場合、体を動かしたり、ぐっすり眠ったりすれば、早めに切りかえられます。自分なりのリセット方法を見つけることができれば、自然にポジティブな方向に進めると思います。

明日の自分を励ます言葉②

興味のあることの学びを深める

大人になってからの勉強は、新しいことを知ること自体が楽しく、自分の成長にもつながります。私が10年前から学び続けているのがピラティスです。初めてピラティスに出合ったのは、スポーツジムのインストラクター時代。プログラムの研修も受けていましたが、再確認の意味もあって、専門機関で一から勉強し始めました。

いざ基礎から学んでみると、こういう効果があるんだとか、ケガしないためにこうすればいいんだとか、改めて気づくことも多々ありました。また、こういう言い方で表現すると伝わりやすいなとインストラクター視点でも学ぶことが多く、そこで教わったことを、今度は自分の言葉でわかりやすく、みなさんにお伝えするようになりました。

コロナ禍で、外でレッスンを受けるのが難しくなりましたが、代わりにオンラインレッスンが充実しています。私も新たにヨガのオンラインレッスンを受講し始めましたが、いろいろな発見があり、これも楽しい。わざわざ出かける面倒もなく、家で手軽に学べるのもいいところです。興味のあることがあれば、試しにオンラインレッスンから始めてみてはいかがでしょうか。

大きい目標ではなくプチ目標を立てる

「夢は何ですか？」と聞かれることがあります。実は私、あまり先のことは考えていません。もちろん、こうなるといいなということはありますが、３年後や５年後といった長期的な目標は設定していないのです。

というのも、あまり先の目標を立てても、それがかなわなかったら何のためにやってきたんだろう……って挫折感を感じるから。20代のころは、何歳のときにこういった舞台に立って、何歳のときに子どもを産んで、と目標を立てていました。でもそういったことは、たいてい思った通りにいくものではありません。今回のコロナ禍もそうですよね。目標を立てて、いろいろ計画していても、家から出られなくなって、計画が頓挫《とんざ》した人も多かったのではないでしょうか。

だから遠い目標ではなく、近くの目標を立てる。明日のスケジュールは、だいたい決まっているので、何となくできそうな目標を3つぐらい立てて、それが達成できるように行動する。たとえば私なら「○km走る」「動画の撮影」などでしょうか。

明日の小さな目標を達成していくと、プチ成功体験が積み重なるので、自信にもつながり、より幸福度を感じやすくなりますよ。

明日の自分を励ます言葉④

好きなことをして自分の機嫌をとる

日々の幸福度を上げるには、自分の好きなことを積極的にするのがいちばんです。

私が好きなのは「汗をかくこと」と「食べること」。おふろに入ったり走ったりして汗をかくと、心身ともにスッキリ。モヤモヤした気持ちも、どこかに吹き飛びます。

また食べることも大好き。朝食はだいたいメニューが決まっていますが、昼食は食べたいものを食べて満足度を上げています。ランチの内容や量によって、夕食を調整しているので、ストレスなく食事をとることができて、自然に心身の状態もよくなっています。

正しい食生活を送っていれば、自然に健康的なものを食べたくなるので、ときには甘いものを食べてもOK。目の前においしいスイーツがあると、思わず笑みがこぼれます。我慢はかえってストレスの元ですから。

同じ1日も自分の機嫌がよければ、ずっと楽しい気持ちでいられます。反対に不機嫌だと、どんなに楽しいことがあっても、ずっと不機嫌なまま。気持ちの持ちようで1日が変わります。

ですから「今日はちょっと調子が悪いな」という日こそ、自分を積極的に喜ばせましょう！　自分が好きなことをして笑顔になれば、まわりも自然に笑顔になりますよ。

明日の自分を励ます言葉⑤

「疲れた」より「頑張った」。言霊を味方につけよう

ふだんから何気なく使っている言葉は、自分がいちばんよく聞いている言葉。それが自分に大きな影響を与えていると気づいたのは、この活動を始めてしばらく経ってからでした。たとえば「疲れた」という言葉を「頑張ったな」「充実していた」と言いかえていくと、疲れていても疲れているだけでなく、ハッピーな気持ちで1日を終えられることがわかったのです。ネガティブワードをポジティブワードに変換していく。ふだんの

生活の中でも「ごめんね」「すみません」と言うより、「ありがとう」と言ったほうが相手に喜ばれます。なるべく謝罪ではなく、感謝の言葉を伝えるようにしています。

振り返ってみると、したいことを実現するときも言霊《ことだま》の力は大きい。まわりに話すと、自分もその発言に向かって動くので、自然と実現しやすくなるように思えます。

6年前、夫のトモヤと出会ったばかりのころ、彼はいつもオンラインで私のレッスンをしたい、と言っていました。彼は、まわりとふだんからしたいことを口に出すほう。将来はああしよう、こうしたいと常に独り言のようにしゃべっています。

それが、たいてい実現しているので、やはり言霊の力ってすごいと思います。

魔法の寝落ちヨガ

2週間カレンダー

ヨガを毎日の習慣にしたい人のためにオリジナルカレンダーを作りました。動画を選ぶ際、つい同じものや似たものを選びがち。このカレンダーの通りにやっていくと、知らない動画に出合える楽しみがあるのはもちろん、違う効果が得られて体のバランスの偏りを調整できます。たとえば股関節が痛いときは、股関節まわりばかりケアしがちですが、全身をほぐすうちに、体全体がととのい、股関節の痛みも解消していくのです。ぜひトライしてみてください。

カレンダーの使い方

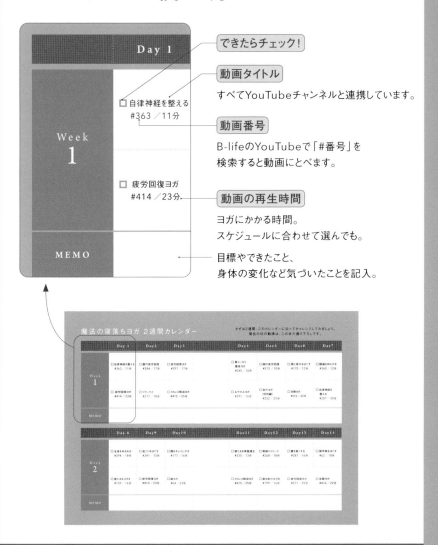

できたらチェック！

動画タイトル

すべてYouTubeチャンネルと連携しています。

動画番号

B-lifeのYouTubeで「#番号」を
検索すると動画にとべます。

動画の再生時間

ヨガにかかる時間。
スケジュールに合わせて選んでも。

目標やできたこと、
身体の変化など気づいたことを記入。

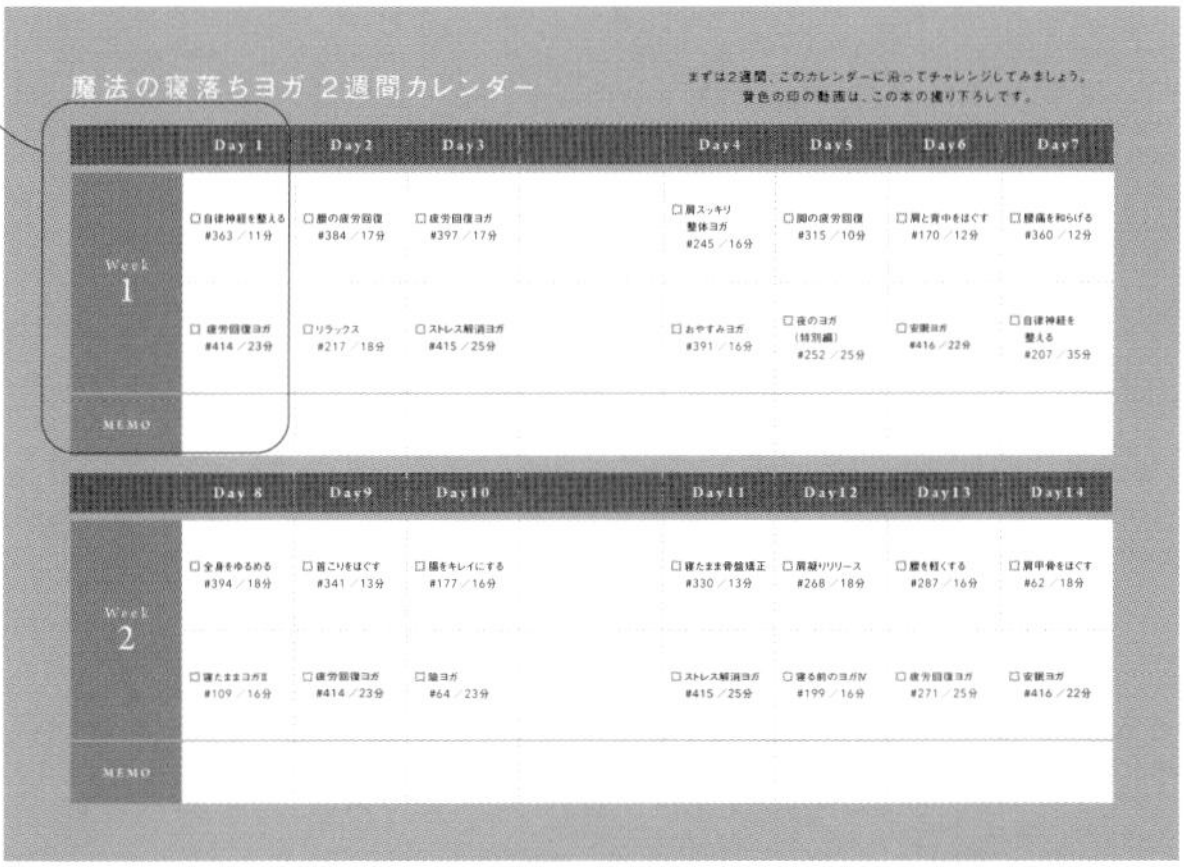

魔法の寝落ちヨガ 2週間カレンダー

まずは2週間、このカレンダーに沿ってチャレンジしてみましょう。
黄色の印の動画は、この本の撮り下ろしです。

	Day 1	Day2	Day3	Day4	Day5	Day6	Day7
Week 1	□ 自律神経を整える #363 ／11分	□ 腸の疲労回復 #384 ／17分	□ 疲労回復ヨガ #397 ／17分	□ 肩スッキリ整体ヨガ #245 ／16分	□ 脚の疲労回復 #315 ／10分	□ 肩と背中をほぐす #170 ／12分	□ 腰痛を和らげる #360 ／12分
	□ 疲労回復ヨガ #414 ／23分	□ リラックス #217 ／18分	□ ストレス解消ヨガ #415 ／25分	□ おやすみヨガ #391 ／16分	□ 夜のヨガ（特別編） #252 ／25分	□ 安眠ヨガ #416 ／22分	□ 自律神経を整える #207 ／35分
MEMO							

	Day 8	Day9	Day10	Day11	Day12	Day13	Day14
Week 2	□ 全身をゆるめる #394 ／18分	□ 首こりをほぐす #341 ／13分	□ 腸をキレイにする #177 ／16分	□ 寝たまま骨盤矯正 #330 ／13分	□ 肩凝りリリース #268 ／18分	□ 腰を軽くする #287 ／16分	□ 肩甲骨をほぐす #62 ／18分
	□ 寝たままヨガII #109 ／16分	□ 疲労回復ヨガ #414 ／23分	□ 脳ヨガ #64 ／23分	□ ストレス解消ヨガ #415 ／25分	□ 寝る前のヨガIV #199 ／16分	□ 疲労回復ヨガ #271 ／25分	□ 安眠ヨガ #416 ／22分
MEMO							

◀ カレンダーをダウンロード！

2週間カレンダーはPDFデータをダウンロードできます。
プリントアウトして壁に貼るのもおすすめ。

まずは2週間、このカレンダーに沿ってチャレンジしてみましょう。
黄色の印の動画は、この本の撮り下ろしです。

Day4	Day5	Day6	Day7
□ 肩スッキリ整体ヨガ #245／16分	□ 脚の疲労回復 #315／10分	□ 肩と背中をほぐす #170／12分	□ 腰痛を和らげる #360／12分
□ おやすみヨガ #391／16分	□ 夜のヨガ（特別編） #252／25分	□ 安眠ヨガ #416／22分	□ 自律神経を整える #207／35分

Day11	Day12	Day13	Day14
□ 寝たまま骨盤矯正 #330／13分	□ 肩凝りリリース #268／18分	□ 腰を軽くする #287／16分	□ 肩甲骨をほぐす #62／18分
□ ストレス解消ヨガ #415／25分	□ 寝る前のヨガⅣ #199／16分	□ 疲労回復ヨガ #271／25分	□ 安眠ヨガ #416／22分

魔法の寝落ちヨガ 2週間カレンダー

	Day 1	Day2	Day3
Week 1	□ 自律神経を整える #363 ／11分	□ 腰の疲労回復 #384 ／17分	□ 疲労回復ヨガ #397 ／17分
	□ 疲労回復ヨガ #414 ／23分	□ リラックス #217 ／18分	□ ストレス解消ヨガ #415 ／25分
MEMO			

	Day 8	Day9	Day10
Week 2	□ 全身をゆるめる #394 ／18分	□ 首こりをほぐす #341 ／13分	□ 腸をキレイにする #177 ／16分
	□ 寝たままヨガII #109 ／16分	□ 疲労回復ヨガ #414 ／23分	□ 陰ヨガ #64 ／23分
MEMO			

おわりに

私とヨガの出合いは、バレエ団を退団し、スポーツジムでインストラクターとして働き始めたことがきっかけでした。バレエをしているときは、自分の疲れに気づかず、がむしゃらに練習し、ちょっと度を超えると故障するということを繰り返していました。でもヨガを始めてからは、自分の体に向き合う余裕が生まれ、疲れているなという感覚がわかるように。その感覚に従って動くとケガもしないし、心身もととのうようになりました。

ヨガを始めたころは、ストレッチのような感覚でしたが、いろいろな先生のレッスンを受けるうちに、感じ方が変わってきました。本当に気持ちがいいときは、最後の寝るポーズで記憶をなくすほど！　全身の力が抜けて、脳がスッキリし、ホワホワと夢ごこち。何とも言えない気持ちよさを感じるようになりました。

今、コロナ禍で、環境の変化についていけず、体も心も緊張でガチガチになっている人が増えています。でもこんなときだからこそ、ヨガで自分の体に向き合ってください。ホワホワとした夢ごこちを体験すれば、自分にやさしくなれます。

本の制作にあたり、素敵な空間をご提供いただいたマンダリン オリエンタル 東京の藤川三智子さん、久野千絵さん、出版のお声がけくださった小学館の木村順治さん、ライターの池田純子さん、いつも私が最大限のパフォーマンスを発揮できるように支えてくれる夫のトモヤ、そして視聴者の方々には心よりお礼を申し上げます。視聴者の方からのあたたかいお言葉や応援のメッセージが励みになって、ここまで続けて来られました。感謝の気持ちしかありません。これからも皆さまが心身ともに健やかに過ごしていかれるよう、全力でサポートしていきたいと思っています。

B-life MARIKO

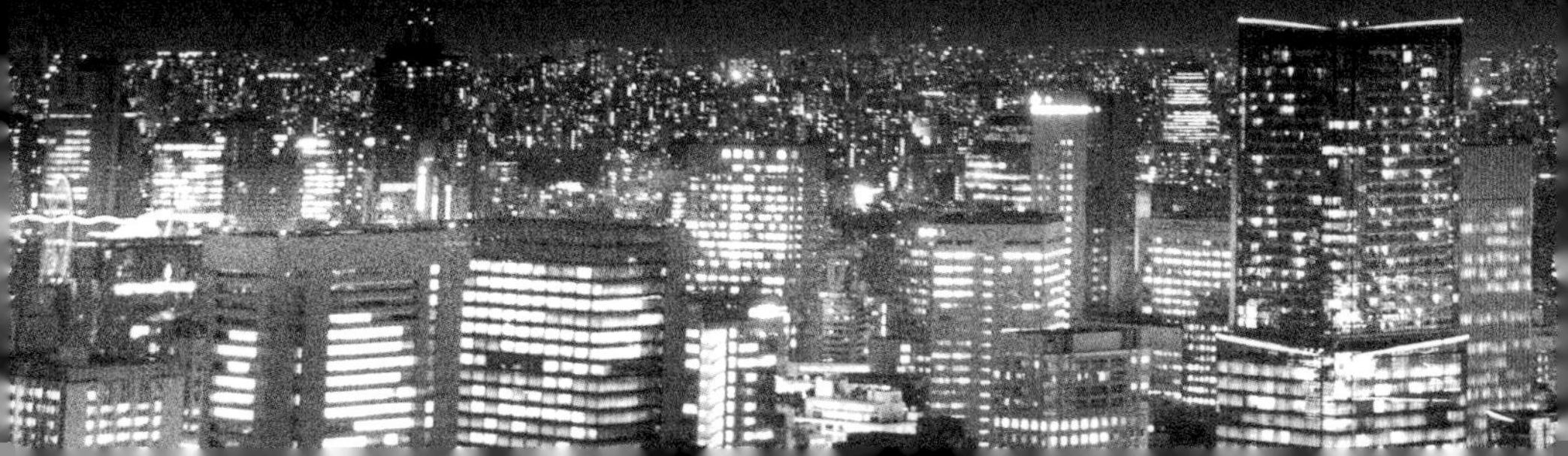

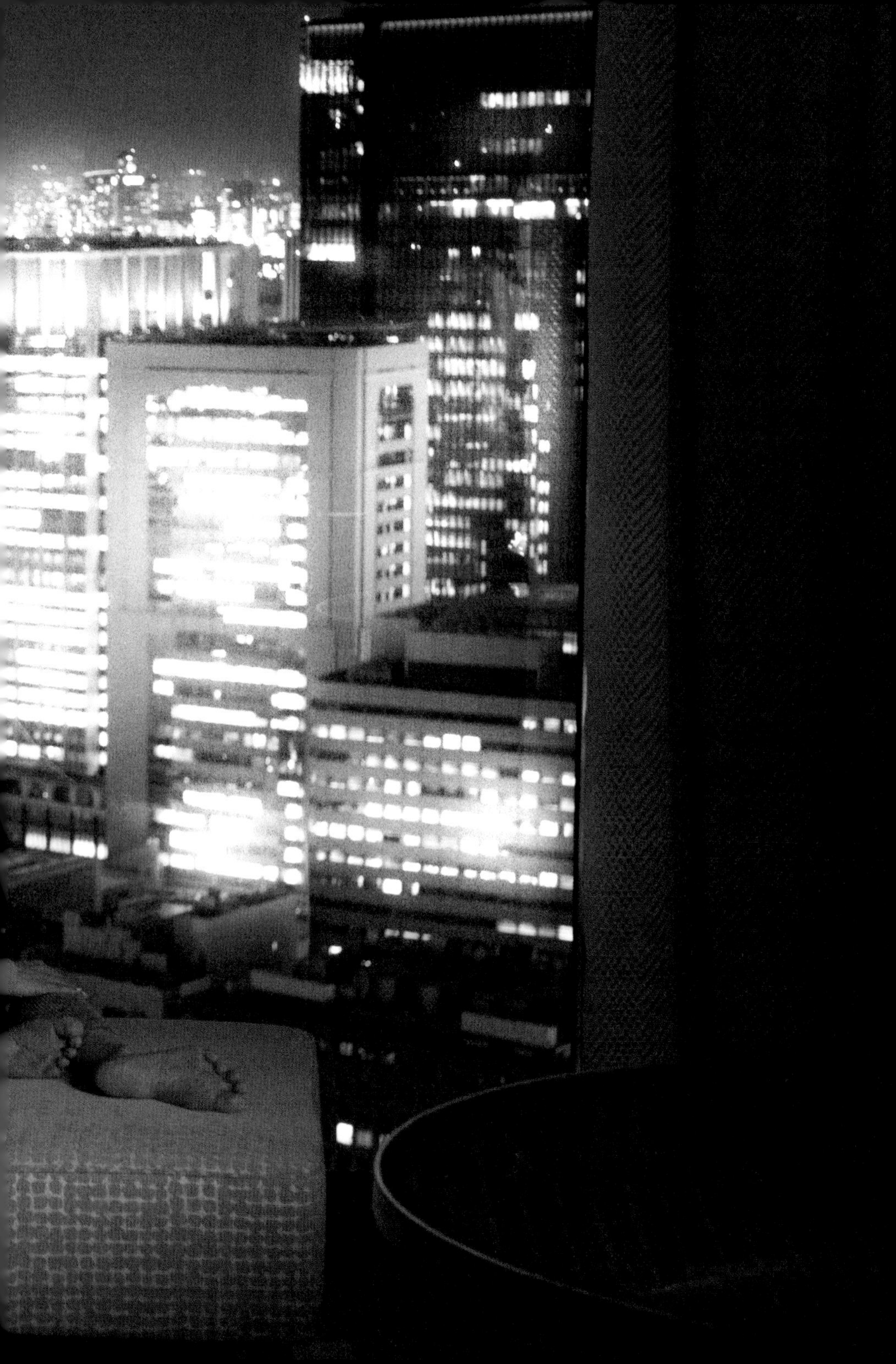

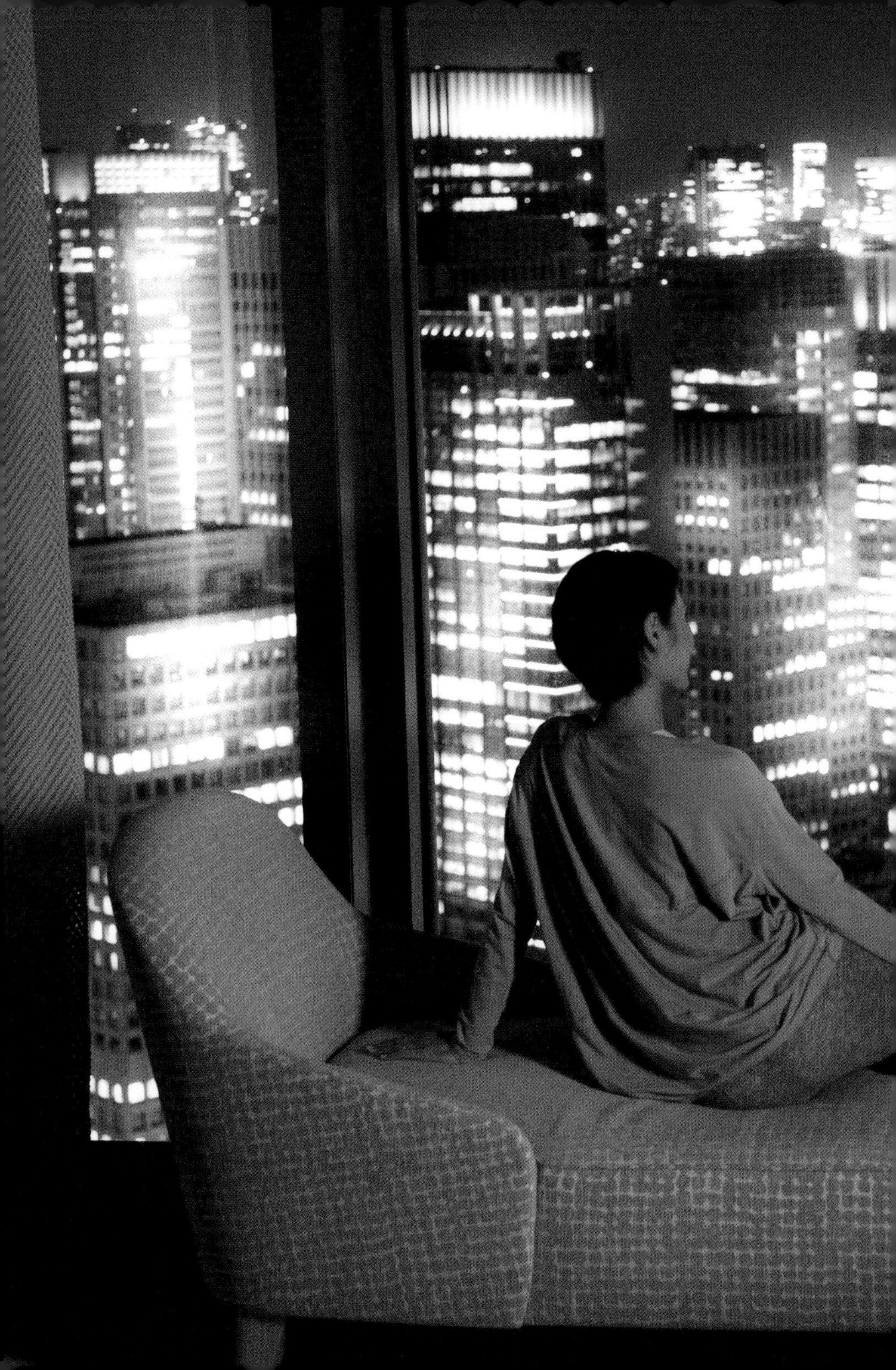

B-life ／Mariko（マリコ）

千葉県出身。B-life インストラクター。9歳から本格的にクラシックバレエを始める。バレエを続けながら、中高時代は新体操部にも所属。短大時代は昼に学校に通い、夜は東京バレエ団の付属学校へ。短大卒業後、NBAバレエ団に入団し、日本バレエ協会など数々の舞台に出演。バレエ団退団後、バレエ講師を務めながら、ヨガ・フィットネスの様々な資格を取得し、インストラクターとして活動する。現在に至るまで延べ数千名以上の指導を務める。B-life では、これまでの経験を活かし、ヨガ・フィットネス・バレエ・ピラティスなど、完全オリジナルのプログラムを提供し、多くの視聴者から支持を得る。

B-life ／Tomoya（トモヤ）

岐阜県出身。B-life 経営。2001年、米国公認会計士を取得し、就職氷河期にITベンチャーに就職するも、2年で倒産寸前まで追い込まれる。2004年、再起を目指して単身カナダへ留学し、グローバルビジネスと英語を学ぶ。また、ここで初めてヨガと出会ったのがきっかけで、ヨガの練習に取り組み始める。帰国後、エルメスやディズニーといった外資系企業で10年間働いたのち、独立。インストラクターである妻のMarikoとともにYouTube チャンネル「B-life」を立ち上げる。瞬く間に登録者約110万人、再生回数2億2000万回となり、日本の女性向けヨガ、フィットネスチャンネルで圧倒的人気を誇る。B-life では、経営、撮影、編集、企画まで何でもこなすマルチクリエイター。

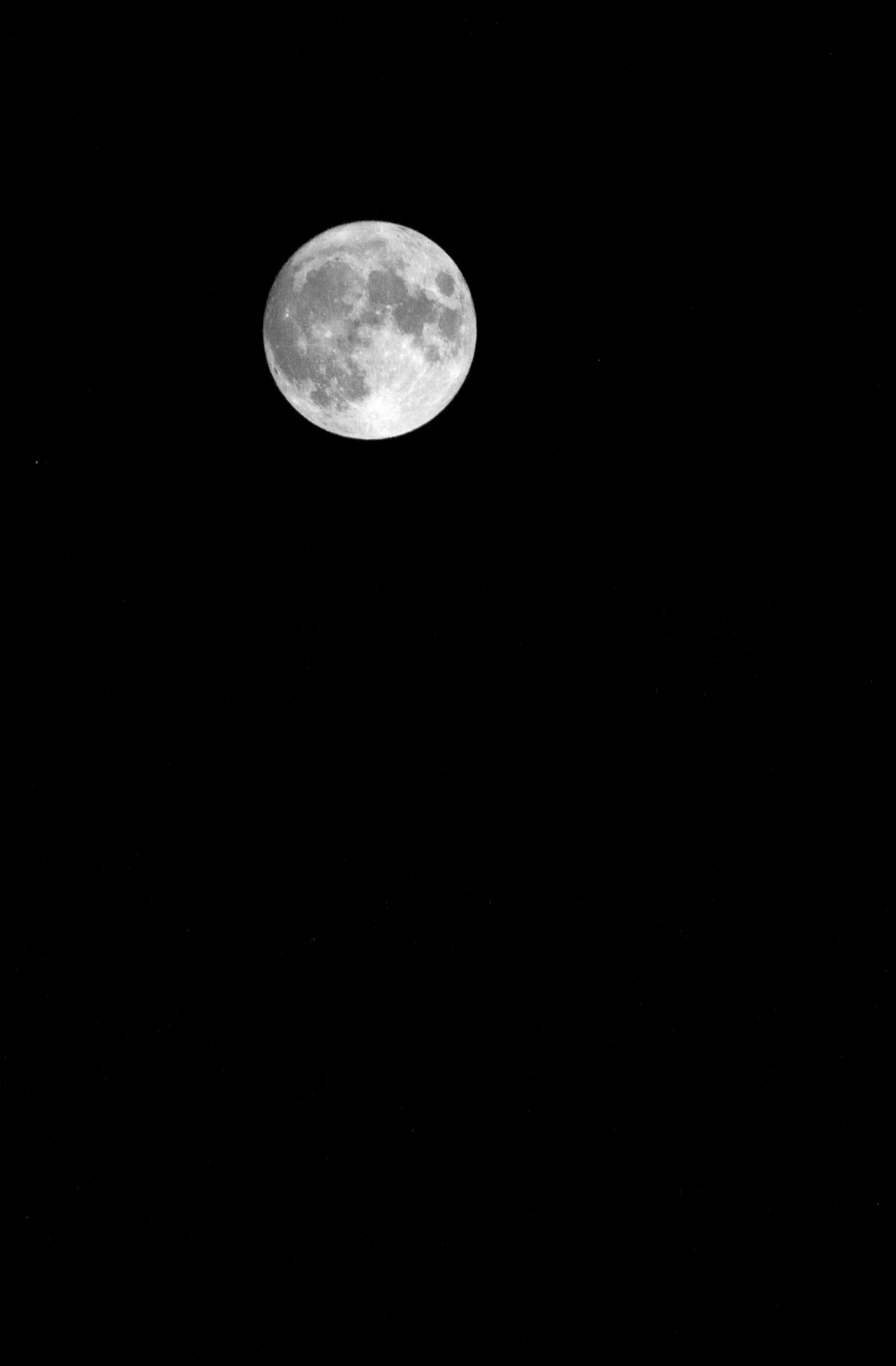

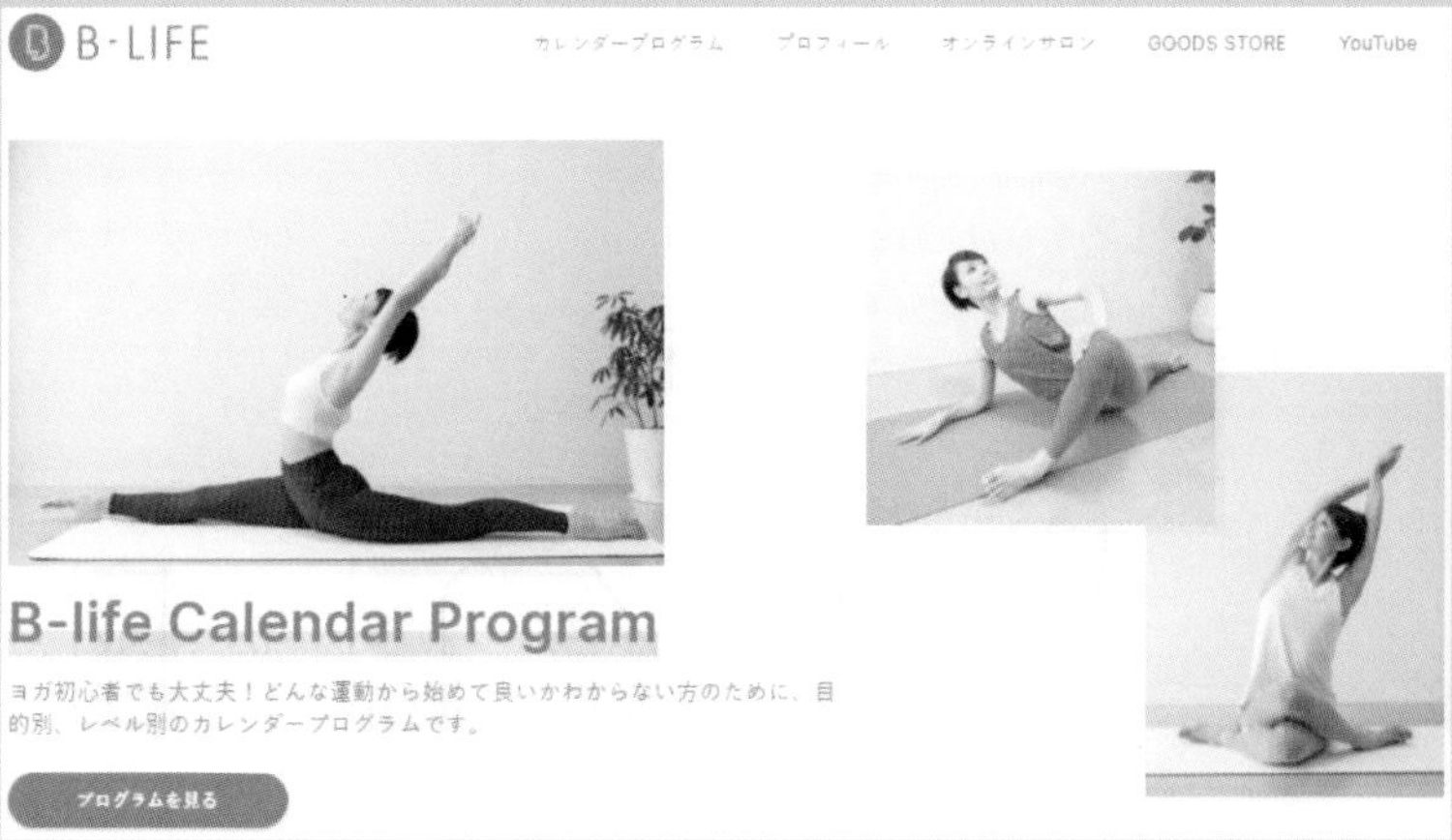

B-life　ウエブサイト

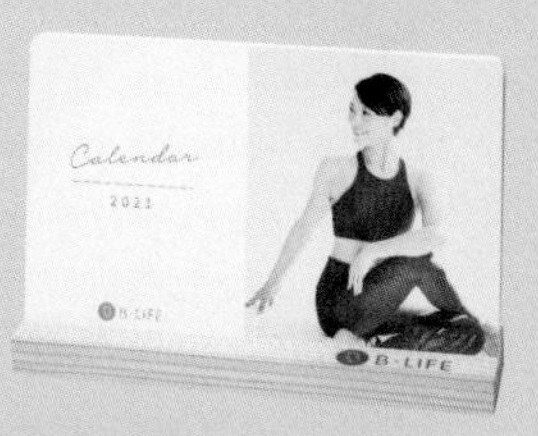

　B-lifeウエブサイトでは、カレンダープログラムを定期的にアップデートしていきます。不調改善に効果的なプログラム、初心者向けのプログラム、ぐっすり眠るための安眠プログラム、朝にオススメの朝活チャレンジなど、さまざまなプログラムを無料で配信していきます。YouTubeを見て、何からすればいいかわからないかたは、ぜひこちらのウエブサイトをチェックしてプログラムに沿って行ってみてください。

　またウエブサイトではB-lifeオリジナルグッズも販売しています。環境に優しいヨガマットや高品質のコルク製ヨガブロック、B-lifeオリジナルカレンダーなど、さまざまなグッズも販売していますので、ぜひご覧ください。

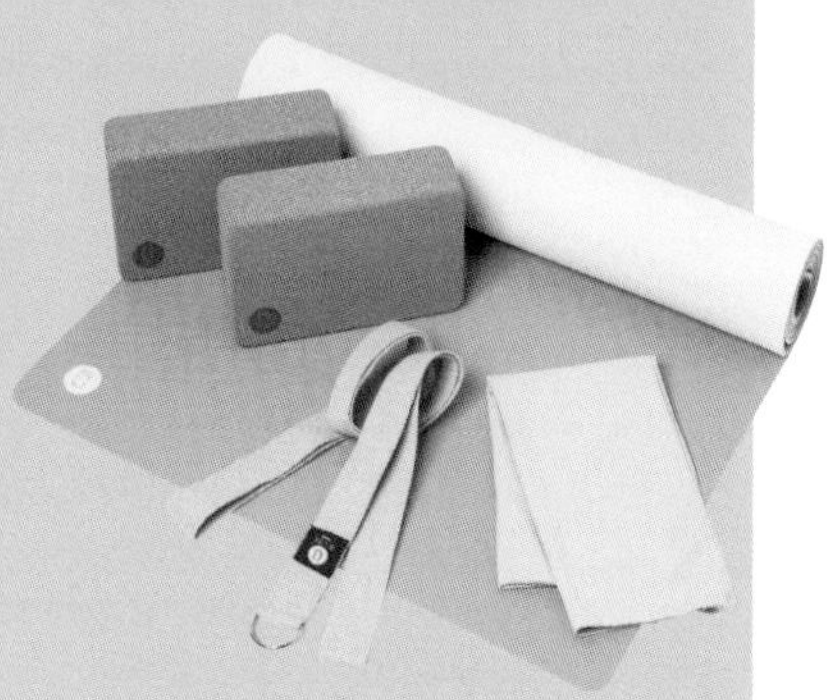

◀ 詳細はこちら!

https://b-life.style

寝る前10分

魔法の寝落ちヨガ

B-life（ビーライフ）

インストラクターのMarikoと夫のTomoyaが運営するYouTubeチャンネル。2016年4月から活動をスタート。Marikoのわかりやすい指導と視聴者のニーズに合わせたきめ細かいプログラム、Tomoyaが作るクオリティの高い映像が評判を呼び、2020年9月にはチャンネル登録者数100万人を突破。日本で一番人気のあるヨガYouTuberに。著書に『自律神経みるみる整う 魔法のヨガ』『みるみる美ボディ 魔法のピラティス』（ともに実業之日本社）、『B-life Marikoの最強!美腹筋トレーニング』（扶桑社）など。

[web] https://b-life.style
[YouTube] www.youtube.com/c/BlifeTokyo
[Instagram] [Twitter] [facebook] @blifetokyo

※ページ内のQRコードは2020年12月現在のものです。予告なく変更・終了する場合があります。また読み取り機種によっては見ることができない場合があります。あらかじめご了承いただき、お問い合わせはご遠慮ください。

2021年1月19日　初版第1刷発行
2021年10月31日　第2刷発行

著者　B-life
発行人　小澤洋美
発行所　株式会社小学館
〒101-8001 東京都千代田区一ツ橋2-3-1
編集:03-3230-5651　販売:03-5281-3555
印刷所　凸版印刷株式会社
製本所　株式会社　若林製本工場

装丁・デザイン　木下容美子
写真　五十嵐美弥（小学館）
B-life（P28～29、63の人物、70～72、74、77、109）
撮影協力　マンダリン オリエンタル 東京（室内イメージ写真）
DTP　昭和ブライト株式会社
校正　玄冬書林
編集協力　池田純子
編集　木村順治

ISBN978-4-09-310674-0